放射線規制値のウソ

長山淳哉

真実へのアプローチと
身を守る法

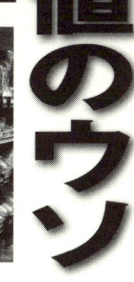

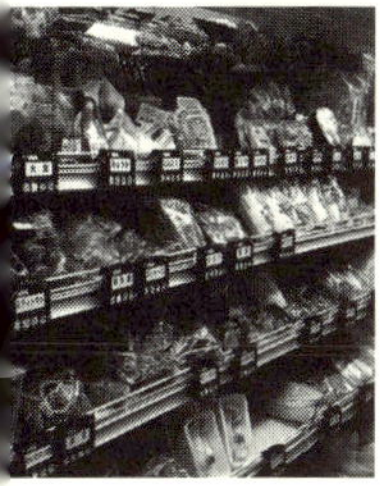

緑風出版

目次

放射線規制値のウソ——真実へのアプローチと身を守る法——

はじめに・9

第一章　放射線の基礎知識……15

一　放射線　16
二　放射性崩壊　17
三　崩壊系列　21
四　中性子線　22
五　イオン化（電離）による生体影響　25
六　確定的影響と確率的影響　26
七　放射性物質と放射能　27
八　外部被ばくと内部被ばく　28
九　放射線と放射能の単位　29
(1) 放射能の強さを表わす単位・29

(2) 物質が吸収した放射線量を表わす単位・30
(3) 人体が受けた放射線の影響度を表わす単位・30

第二章　放射線の人体影響……………………………………**35**

一　急性障害　**36**
二　晩発性障害　**40**
(1) 体細胞への障害・41
① ガン・41
白血病・42
固形ガン・47
② ガン以外の健康障害・62
死亡への影響・62
発症への影響・67
免疫システム・84

(2) 胎内被ばくによる障害・89
① 脳へのダメージ――精神遅滞・90
② 固形ガン・95
③ 遺伝子の突然変異・98
(3) 原爆被災者の追跡調査研究の問題点・108

第三章　内部被ばくと外部被ばく……121
一　ヨウ素とセシウム　124
二　ラドン、宇宙線とカリウム四〇　137

第四章　身を守る法……143
一　線量限度と摂取制限　144
二　食品成分　150

(1) ラクトフェリン・151
(2) ミネラル・153
(3) アルコール飲料・156
(4) バナデート・160

おわりに・165

はじめに

二〇一一年三月十一日、東北地方は激烈な地震と津波により、甚大な被害を被った。この地震と津波によりまた、福島第一原子力発電所もコントロール不能となり、相当量の放射性物質が環境中に放出され、重大な事故となっている。

放射性物質による環境汚染。今後、この問題が浮上するなと思ったとき、私は一九八八年八月のことを思い出していた。このとき、私は国際学会に出席するため、スウェーデンの首都ストックホルムからさらに北へ一時間ほど飛んだところにあるウメオという小さな町にいた。この町を流れる川のほとりで一人の男が釣りをしていた。

「何が釣れる?」

その男に訊くと、

「クレイフィッシュだよ。この時期、とてもうまいんだ」

と答えて、男は楽しそうに笑った。

それから数日後の夕刻、学会場で、クレイフィッシュ・パーティがあった。クレイフィッシュとはザリガニのことだが、その肉はエビのような味がして、うまかった。私は何回かおかわりをして、食べた。

そのとき、参加者の一人が私にいった。

「チェルノブイリの影響で、まだ放射能でかなり汚染されているのになぁ。みんなよく食べるよね」

このチェルノブイリというのは一九八六年四月二十六日未明、当時のソビエト連邦ウクライナ共和国（現ウクライナ）にあるチェルノブイリ原子力発電所の四号炉で発生した大きな爆発事故のことだ。それから二年以上が経っていたのだが、チェルノブイリから遠く離れたスウェーデンの田舎町でも、まだその放射能汚染を心配しているヒトがいた。

そして、福島の原発事故ではチェルノブイリ事故で最高に汚染され、「強制移住」の対象となった地域よりもさらに数倍も汚染されているという報道にも愕かされた。

ここで出発点に帰って考えてみると、原子力産業は原子力災害が起こり得る可能性を無視し、いやむしろ否定することにより、育成され、発展してきたといえる。広島と長崎が原爆により瞬時に壊滅したとき、当時の科学者たちは、かの有名なキュリー夫人の娘婿で、ノーベル化学賞受賞者のF・J・キュリーを中心として、この新エネルギーを問題視したのではなく、物質が、どこでも、際限なく、何の苦労も危険もなく、自由に使うことができる無尽蔵な新エネルギー時代の幕開けとして、熱狂し、祝福したのである。だから、チェルノブイリ原発事故が発生したときにも、専門家たちは国際レベルで協力し、被害を受けた住民が被る危険を意識しないように仕向け、住民が危機の社会管理に目を向けないようにするために、力を注いだのである。

一九九一年五月、国際原子力機関（IAEA）所属の委員会がチェルノブイリ事故の放射線の影響について報告した。このときの結論は次のようなものである。「この事故による放射線の住民に対する影響は、今までも、これからも皆無であり、ソビエト国家の行なった住民避難と制定された食料汚染基準といった予防対策は過剰であり、住民の間に不当な苦痛を与えた」。かなり少なく見積もられているのであろうが、それでも広島に投下された原爆の四百倍もの放射能が世界中に飛散し、どこまでを被災者とカウントするかで変わってくるのであるが、世界保健機関（WHO）や国際ガン研究機関（IARC）がガンによる死亡が四〇〇〇人から一万六〇〇〇人と推定し、また一〇〇万人がガンで死亡するという説もあるチェルノブイリ事故の影響評価としては、何とも笑止千万な結論ではなかろうか。IAEAにしても、本書でよく出てくる国際放射線防護委員会（ICRP）にしても、こういう体質の団体であるということを十分に認識しておく必要がある。

何とも愕いたことに、この委員会の委員長は広島にある放射線影響研究所理事長の重松逸造であり、広島大学原爆放射能医学研究所教授の藏本淳もメンバーの一人であった。

放射線影響研究所は広島と長崎の原爆被ばく生存者の追跡調査を行なっている研究所であり、その放射線被ばく障害の基礎データは広く信用され、放射線被ばくの規制値設定のための根拠として用いられている。この基礎データそのものにも、あとで詳述するような問題点があるのだが、この被ばくは外部被ばくであり、放射性降下物の影響、つまり内部被ばくの影響は確認されていない。そしてまた、国内の放射線影響研究所などもIAEAやICRPと同じ体質なのである。

チェルノブイリの原発事故にしても、これもかなりの過小評価なのであろうが、今のところチェルノブイリの八分の一ほどの放射能が環境中に放出されたと考えられている福島第一原発の事故にしても、重要な問題は外部被ばくよりも内部被ばくの影響なのである。

原子力関連のいろいろな国際機関が、放射線により誘発されるガン死亡のリスク定数や、一般公衆の放射線許容線量を発表している。しかし、これらは医学的な立場から、純粋に科学的に算定されたものではなく、公衆に対するガン誘発のマイナスと、原子力産業のプラスとのバランスの妥協値なのである。人体に対するガン誘発のリスクだけからすれば、放射線許容線量はゼロでなければならない。そして、ガン誘発のリスク定数を見積もる上で、もっとも信用され、権威があると見なされているデータが、先述した日本とアメリカが合同で行なった広島と長崎の原爆被災者の追跡調査から得られている。

内部被ばくによる甲状腺の発ガン効果が、とくに胎児や幼年児において、考えられていたものよりずっと大きいものであることを、チェルノブイリ原発事故の調査結果が示している。本書では前述の問題点を踏まえ、放射能による汚染の人体影響について解説するとともに、その障害から身を守る術についてもお話しする。

第一章　放射線の基礎知識

この章では放射線についての一般的な基礎知識として、まず、放射線とは何か、放射線はどのようにして、どのような種類のものが発生するのか、ということについて述べる。次に、放射線の生体や人体への障害のメカニズム、影響の仕方のちがいを説明する。最後のパートでは、外部被ばくと内部被ばく、放射線と放射能の単位について解説する。

一　放射線

広義には種々の粒子線および電磁波の総称で、輻射線あるいは単に放射・輻射ともいう。放射線が物質に入射したとき、物質との相互作用の結果、イオン化（電離）を起こすものを電離放射線、その能力のないものを非電離放射線という。

非電離放射線は波長でいうと10^{-7}メートルの紫外線から可視線、赤外線、そして電波であるマイクロ波、短波から10^{5}メートルの超長波に至る広い範囲の電磁波の総称である。しかし、本書ではこれらの非電離放射線は扱わない。

本書でいう放射線とは前者の電離放射線のことで、10^{-8}メートル以下のエックス線から10^{-11}

メートル以下のガンマ線（γ線）などがある。電離放射線には、自身がイオン化を起こす直接電離放射線と、自身はイオン化を起こさないが、二次的に放出した粒子がイオン化を起こす間接電離放射線がある。

前者には荷電粒子線であるアルファ線、ベータ線、陽子線などがあり、後者には高エネルギーの電磁波であるエックス線とガンマ線および非荷電粒子線の中性子線などがある。高エネルギーの電磁波は粒子の性質を持つので、光子とも呼ばれ、非荷電粒子線に含めることもある。

放射線は波長が短いほど化学エネルギーが大きく、反応性が高くなる。これらの放射線の波長域と呼称を図Ⅰ-1に示す。

二　放射性崩壊

アルファ線やベータ線などの電離放射線（以下、放射線）は主に放射性崩壊により発生する。放射性崩壊は放射性壊変、放射壊変、原子核崩壊とか、単に崩壊、壊変ともいわれる。

原子核は質量がほぼ等しい陽子と中性子からできており、原子あるいは元素では質量が

図I-1．放射線の波長とエネルギー

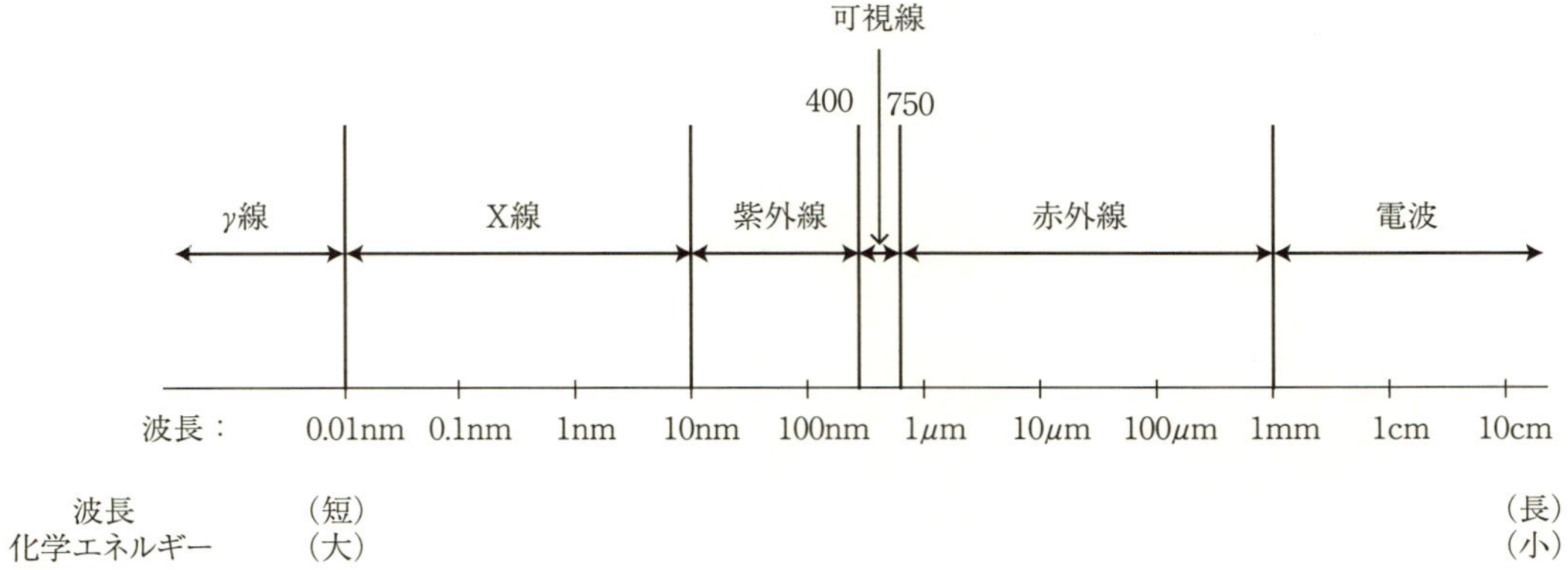

両者のほぼ二千分の一の電子が原子核の周囲に一定の軌道を描いてまわっている。陽子の数、つまり原子番号によって原子の種類が区別され、それにより電子の数も決まっている。原子の模式図を図Ⅰ－２に示す。原子核は原子全体の質量の九九・九パーセント以上を占めるが、体積は全体の約10^{-14}でしかない。原子の大きさを野球場とすると、原子核の大きさはゴルフボールよりも小さい。

放射性崩壊とは不安定な原子――これは放射性核種とか放射性同位体、放射性元素といわれる――がさまざまな相互作用によって状態を変化させる現象であり、その主な様式にはアルファ崩壊、ベータ崩壊、ガンマ崩壊などがある。

アルファ崩壊では陽子二個と中性子二個から成るアルファ粒子、つまりヘリウムの原子核が放出されるので、陽子二個と中性子二個分の質量が減少した放射性核種に変わる。アルファ線はこの粒子線で、質量が大きく、正の電荷を帯びているので、電離作用が強く、水中では一ミリメートル未満しか進めない。また、紙一枚でも容易に遮断することができるので、健康への影響が問題になるのは体内に吸収された場合の内部被ばくということになる。

ベータ崩壊とは原子核の質量を変えることなく、陽子・中性子の変換が行なわれる反応

図I-2. 原子の模式図

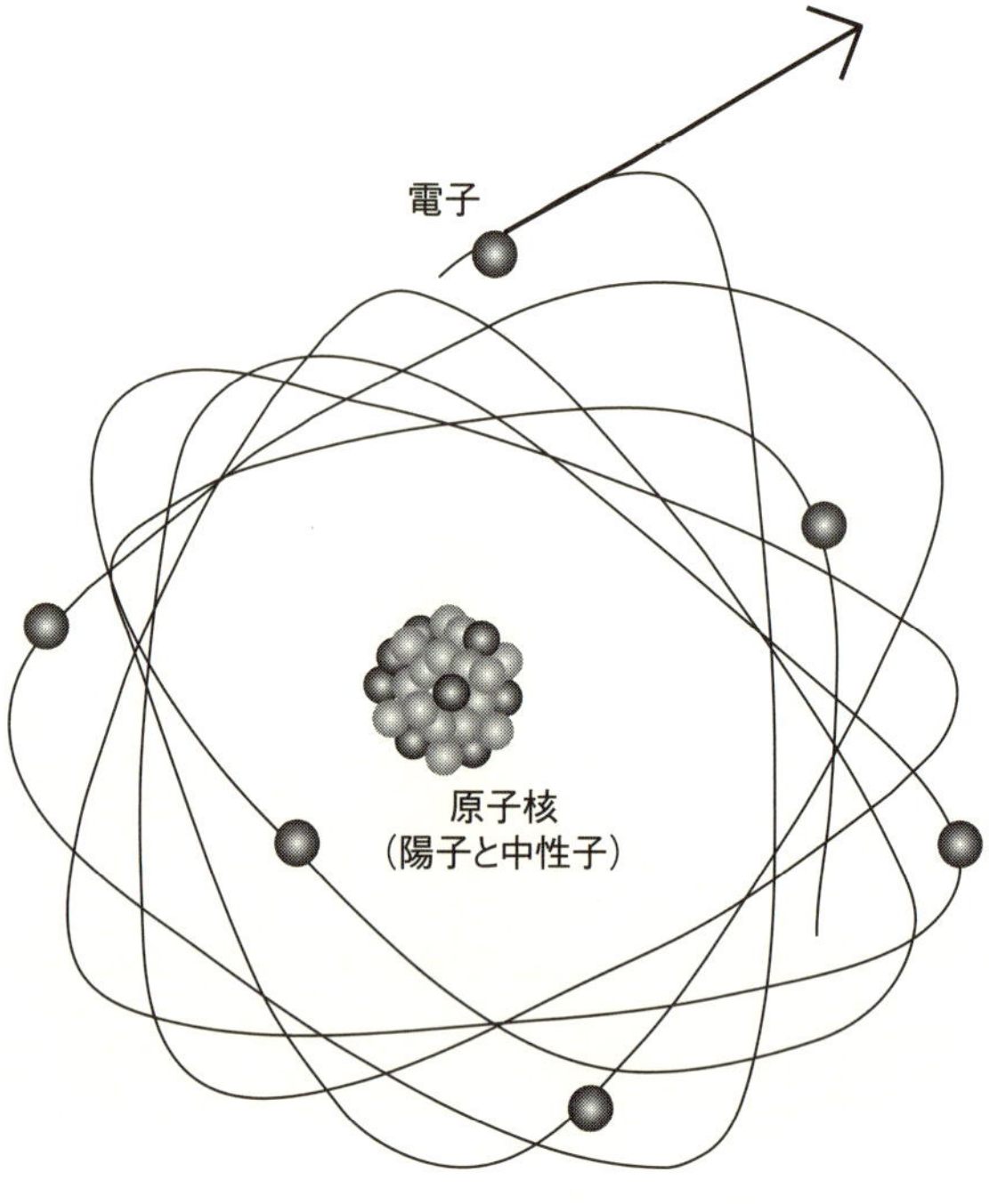

の総称で、電子が放出される。ベータ線は高速の電子から成る粒子線で、イオン化作用はアルファ線とガンマ線の中間で、写真乾板を感光させる。透過力はアルミニウム板で数ミリメートル以下、一気圧の空気で一メートル以下である。したがって、健康への影響が問題となるのは、アルファ線の場合と同じように、主に内部被ばくということになる。

放射性崩壊直後の原子核には過剰なエネルギーが残存しており、不安定である。ガンマ崩壊とはこれを安定化するためにガンマ線を放出する反応のことである。ガンマ線は透過力が非常に強く、これを遮断するには鉛や厚い鉄板が必要である。したがって、ガンマ線の場合には体外からの外部被ばくによる健康障害が問題となる。

三　崩壊系列

放射性崩壊で生じる崩壊生成物のほとんどすべてが放射性核種である。このような放射性核種は最終的な安定同位体になるまで、壊変を繰り返すのであるが、この一連の壊変を崩壊系列という。

自然の状態では主に三種の崩壊系列がある。すなわち、ウラン系列、トリウム系列とアクチニウム系列であり、いずれの系列でも最終的にはそれぞれ鉛の異なる安定同位体となって、壊変を終了する。

ウラン系列とトリウム系列では、ウラン二三八とトリウム二三二の崩壊により、それぞれラドン二二二とラドン二二〇を生成する。どちらも自然界で発生する放射性の不活性気体であり、喫煙に次ぐ、肺がん発症のリスク要因として問題となっている。このことについては後の章で、項を改めて詳述する。

四　中性子線

中性子線の本体である中性子粒子はウランやプルトニウムなどの核分裂により発生する。中性子は電荷を持たないので原子核の中へ入りやすく、容易に核反応を起こす。しかし、原子には中性子を捕捉しても核分裂しないものとするものがある。核分裂するものの代表格はウラン二三五とプルトニウム二三九で、原子爆弾や原子力発電の核燃料になる。核分裂しないものはウラン二三八などである。

たとえば、ウラン二三五の中性子吸収に起因する核分裂反応を例にすると、次のようになる。

ウラン二三五＋ｎ↓ウラン二三六↓Ａ＋Ｂ＋（二〜三）ｎ

ここで、ｎは中性子、ＡとＢはウラン二三五の核分裂の結果生成する核分裂片である。このようにウラン二三五の核分裂により、核分裂片以外にも二から三個の中性子が発生する。ここで発生した中性子は、他のウラン二三五に吸収され、次々と核分裂反応が起こることになる。

この反応を核分裂連鎖反応といい、連鎖反応の進展度を示す中性子増倍係数（Ｋ）が一・○以下の状態を未臨界、一・○の状態を臨界、一・○以上の状態を超臨界という。超臨界状態では核分裂の回数は時間とともに増加し、未臨界状態では時間とともに減少する。

したがって、原子力発電では、その起動、出力変更、停止などの運転操作を行なうために、適当な超臨界、未臨界状態が実現できるように、制御棒が備えられている。

核分裂反応時には反応前の質量よりも反応後の質量の方が小さくなる。この質量差が質

量はエネルギーの一種であるということで、

$$E=m\times C^2$$

の関係式に基づき、膨大なエネルギーへと変換される。ここで、Eはエネルギー、mは質量差、Cは光の速度である。

核分裂反応で発生する中性子は平均エネルギー約一メガ電子ボルトであり、高速中性子と呼ばれる。高速中性子よりも平均エネルギー〇・〇五電子ボルト程度の熱中性子と呼ばれる低速中性子のほうが核分裂反応を起こしやすい。この目的のために用いられるのが減速材であり、黒鉛、重水、軽水（通常の水）などがある。チェルノブイリ原発の減速材は黒鉛であり、福島第一原発を含め、わが国で商用稼動している原発ではすべて軽水が使用されている。核分裂反応をコントロールする必要のない原爆には、当然、制御棒や減速材はないし、原発事故のメルトダウンでも同様だ。

原子力発電では、核分裂反応で発生する膨大なエネルギーにより水を沸騰させ、その蒸気で蒸気タービンを回すことにより発電機を回して発電している。火力発電では化石燃料を燃やして蒸気を発生させ、発電している。つまり、原子力発電でも火力発電でも発生した蒸気でタービンを回して発電機で発電するという点では同じ仕組を利用している。そのための燃料が核燃料なのか化石燃料なのかというちがいだけである。

一方、人体の三分の二は水であるから、人体には大量の水素が存在する。中性子線はエックス線やガンマ線と同様に、透過性がとても高い。そこで、中性子粒子が体内にある水素の原子核、すなわち正の電荷を帯びた陽子に衝突すると、両者の質量がほぼ同じなので、陽子はビリヤードの玉突きのように、はじき飛ばされる。水素の原子核から放出された陽子が周辺の原子や分子にエネルギーを与えることにより、体内でイオン化が起き、種々の健康障害を誘発することになる。

五　イオン化（電離）による生体影響

放射線が人体に種々様々な悪影響を及ぼすのは、それらが細胞内の原子や分子のイオン化を引き起こすことにより、とても不安定で、化学的に極めて反応性の高いラジカルを生じるからである。ラジカルの中には反応性が高いために細胞内では百万分の一秒しか存在できないものもある。ラジカルと周囲の分子との反応は極めて短時間で起こるが、細胞内におけるもっとも重要な反応は遺伝子つまり、DNAの切断と修飾である。そのために細胞に突然変異や染色体異常、細胞死が生じることになる。そのような変化が結果として、奇形やガン、死亡などの原因となる。

六　確定的影響と確率的影響

放射線に被ばくすると、その線量に依存して、被ばく者自身の身体的影響と子孫への遺伝的影響が問題となる。これらの影響は、被ばく量による発症様式のちがいから、確定的影響と確率的影響に大別される。

確定的影響では、ある線量以上になるまで、臨床症状が認められない。この線量のことをしきい線量という。しきい線量以上では、線量の増大とともに重篤度が増し、発症の頻度はS字型に増加する。そして、最終的には一〇〇パーセントに達する。しきい線量は、細胞増殖の頻度が高く、放射線感受性の高い細胞ほど傷害を受けやすいので、器官や組織により変動する。嘔吐や脱毛などの急性障害、白内障、不妊、胎児の発達障害などは確定的影響である。

確率的影響は放射線照射により一個の細胞がＤＮＡ損傷を受けて生ずる影響であり、それには発ガンや遺伝性疾患がある。一個の細胞が重要なＤＮＡ損傷を受けるかどうかは確率の問題であり、線量過大では損傷細胞が死滅する。一方、線量が低くても増殖可能な損傷細胞は生じえるので、確率的影響にはしきい線量はない。つまり、どんなに低線量でも、確率的影響は起こり得るが、ガンや遺伝性疾患の発症には、放射線へのばく露後、長年月が必要であるので、晩発性障害ともいわれる。また、遺伝性疾患への影響はこれと区別して、遺伝的障害ともいわれる。

図Ｉ‐３に放射線の人体への確定的影響と確率的影響を示す。

七　放射性物質と放射能

一般的によく耳にする言葉に放射性物質というのがある。これはすでにお話しした放射性核種、放射性同位体や放射性元素と同じ意味で使用される。すなわち、放射線を放出す

図I-3. 放射線の人体への確定的影響と確率的影響

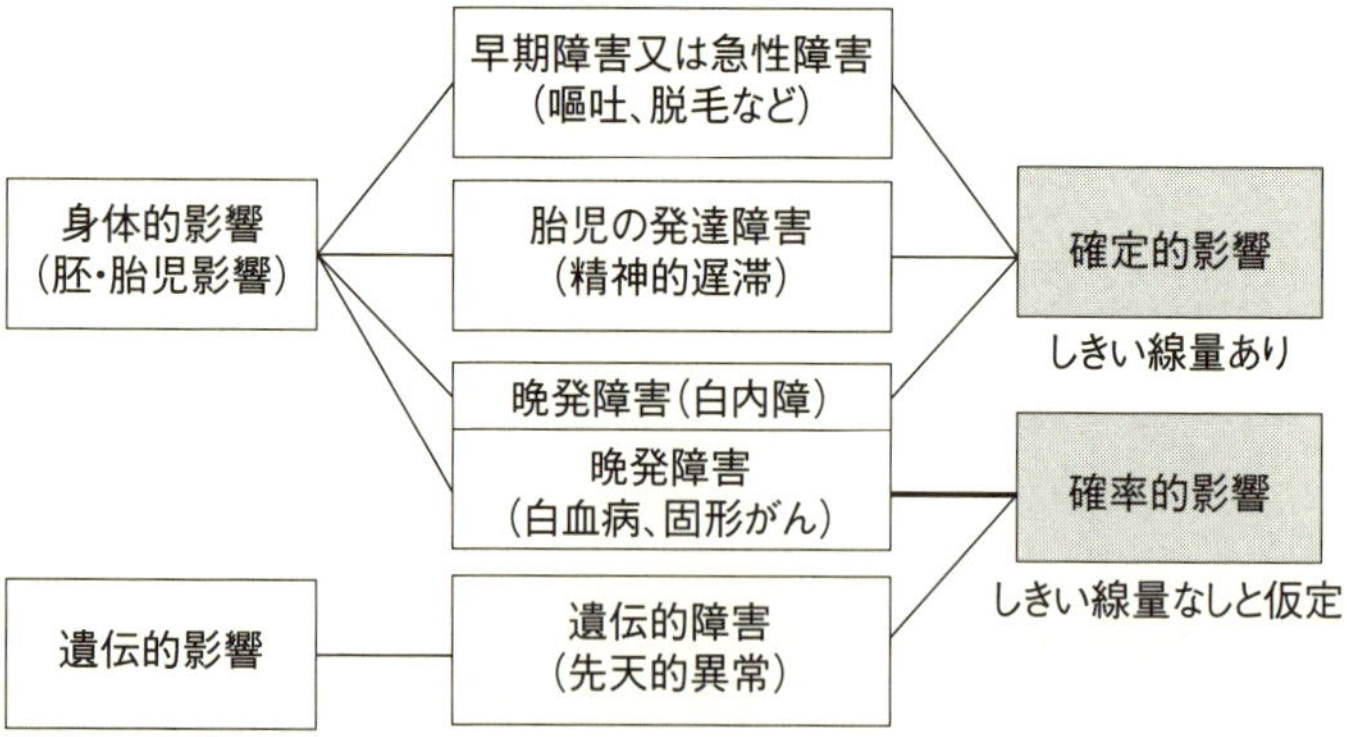

http://www.rist.or.jp/atomica/data/

る物質のことだから、生物や人体に障害を与える放射線の発生源ということになる。

放射能とは放射性物質が放射線を発生し、放出する能力のことである。

八　外部被ばくと内部被ばく

核実験や原発事故では大量の放射性物質が微粒子となって大気中に放出される。これがいわゆる放射能雲である。放射能雲は放射性物質の一部を降下させながら、風下へと流れて行く。チェルノブイリ原発事故では、このために原発から二百キロから三百キロも離れた地域で放射性物質による高濃度の汚染が発生し、大問題となった。

このようにして、核実験や原発事故の現場から遠く離れた場所でも、そのときの気象条件などにより、放射性物質による高濃度の環境と人体の汚染が生じる。地面や建物に降下した放射性物質とか、衣服や皮膚に付着した放射性物質からの被ばくは体の外からの被ばくだから、外部被ばくといわれる。これに対して、大気中の放射性物質の微粒子を吸い込んだり、放射性物質で汚染された水や食物の摂取により、体内に吸収された放射性物質は体の内部から放射線を浴びせ続けることになる。これを内部被ばくという。

広島と長崎の原爆による被ばく者の場合はもっぱら、外部被ばくによる障害である。一方、チェルノブイリや福島などの原発事故では、原発に近い地域では当然、外部被ばくと、内部被ばくの両方が問題になるが、そこから遠く離れた地域での問題は内部被ばくによる健康障害ということになる。

九　放射線と放射能の単位

(1) 放射能の強さを表わす単位

すでにお話ししたように、放射性物質は安定化するために崩壊し、そのときに放射線を放出する。一秒間に一個の崩壊を起こす放射性物質の放射能を一ベクレルといい、記号はBqで表わす。また、一キュリー（Ci）とは毎秒三・七×10^{10}個の崩壊を起こす放射能の単位であるから、一キュリーは三・七×10^{10}ベクレルに等しい。

(2) 物質が吸収した放射線量を表わす単位

放射線は物質中を通過するときに、エネルギーを失う。放射線の物質に与える影響を推定するには、放射線が物質中で失ったエネルギー、つまり逆にいうと、物質が吸収したエネルギーを測定すればよい。これを吸収線量といい、物質一キログラムがイオン化作用によって、一ジュール（記号はJで、約〇・二三九カロリーに相当）のエネルギーを吸収するときの線量が一グレイである。記号はGyで表わす。また、同様の単位として、ラド（rad）を用いることもある。一グレイは一〇〇ラドに相当する。

(3) 人体が受けた放射線の影響度を表わす単位

生体や人体に対する放射線の影響は吸収線量に比例しているが、放射線の種類により、その程度が相違する。それは放射線により生体や人体への障害効果が異なるからで、その

表I-1.国際放射線防護委員会(ICRP)による1990年勧告の放射線荷重係数

放射線の種類	エネルギー範囲	放射線荷重係数
光子	全エネルギー	1
電子およびμ粒子	全エネルギー	1
中性子	10キロ電子ボルトより小	5
	10キロ電子ボルト〜100キロ電子ボルト	10
	100キロ電子ボルト〜2メガ電子ボルト	20
	2メガ電子ボルトより大	5
陽子	2メガ電子ボルトより大	5
α粒子、核分裂片および重原子核	—	20

障害効果度を相対的な係数で表わしたのが、放射線荷重係数である。たとえば一九九〇年に国際放射線防護委員会（ICRP）が勧告した種々の放射線に対する放射線荷重係数を示すと、表I－1のようであった。

この勧告から十七年が経過した二〇〇七年の勧告では中性子の係数のエネルギー依存性がより細やかになったのと、陽子の係数が全エネルギー範囲で二となったのを除けば、その他の係数に変化はない。

人体が受けた放射線の影響度は、吸収線量と放射線荷重係数を掛け合わせたものになる。これを等価線量といい、この単位

表I-2.国際放射線防護委員会（ICRP）による2007年勧告の組織荷重係数

臓器・組織	組織荷重係数	小計
乳房、赤色脊髄、結腸、胃、肺	0.12	0.60
生殖腺	0.08	0.08
甲状腺、食道、肝臓、膀胱	0.04	0.16
骨表面、皮膚、脳、唾液腺	0.01	0.04
残りの14臓器・組織	―	0.12
	合計	1.00

がシーベルト（Sv）、あるいはレム（rem）である。一シーベルトは一〇〇レムに相当する。表I-1からもわかるように、一シーベルトとは、どんな種類の放射線に対しても一グレイのエックス線やガンマ線（表I-1の光子）と同程度の人体影響を生じる線量ということになる。別のいい方をすると、同じ吸収線量であれば、アルファ線や一メガ電子ボルトの中性子線はそれらの放射線過重係数が二〇だから、人体影響は放射線加重係数が一のエックス線とガンマ線よりも二十倍も強いことになる。

今回の福島の原発事故で、たびたび検出されているのはヨウ素一三一とセシウム一三七だが、これらの放射性物質はいずれも、ベータ線とガンマ線を放出する。どちらの放射線も放射線荷重係数が一だから、人体が受けた吸収線量（グレイ）と人体への影響度を示す等価線量（シーベルト）は同じ値になる。

放射線への感受性は体の組織や臓器によっても相違する。臓器・組織の放射線への感受性を相対的な係数で評価したのが組織荷重係数である。ＩＣＲＰが二〇〇七年に勧告した組織荷重係数は表Ｉ－２のようになっている。

たとえば、全身への外部被ばく等価線量が一シーベルトの場合、乳房への放射線の影響度は等価線量に組織荷重係数を乗じて、一×〇・一二＝〇・一二シーベルトとなる。この等価線量に組織荷重係数を乗じた線量を実効線量といい、それぞれの臓器や組織は放射線から、その分の障害を被ることになる。組織荷重係数の合計は一・〇〇であるから、全身への一様な外部被ばくの場合、体全体の実効線量は等価線量と同じ値になる。

第二章　放射線の人体影響

放射線のヒトへの影響には、まず被ばくした本人に発症する身体的障害と、その子孫に発症する遺伝的障害に大別される。前者は体細胞に、そして後者は生殖細胞に生じた障害である。さらに身体的障害は、被ばく後ほとんど一月以内に現れる急性障害と早くて半年から二年で現れる白内障や何年も経ってから発症するガンのような晩発性障害に区別される。

この章では最初に急性障害について述べ、次いで、晩発性障害や遺伝的障害について解説する。そして、最後のパートでは、原爆放射線被ばくによる健康障害評価における問題点を指摘する。

一　急性障害

急性障害は細胞が死ぬほどの損傷を受けているので、被ばく後短期間、たとえば数週間以内に発症する。放射線を短時間に全身に被ばくした場合の放射線量と確定的症状の関係を表Ⅱ－1に示す。

表Ⅱ-1.被ばく線量と確定的症状

等価線量（ミリシーベルト）	症状
100	下記の症状発症のリスクが高まる
250	白血球の減少
500	リンパ球の減少、即入院
1000	悪心，嘔吐，全身倦怠など
2000	5%死亡，出血や脱毛など
3000～4000	50%死亡，重度の骨髄障害による白血球の減少，免疫力の低下
6000～7000	100%死亡

全身あるいは体の広い範囲に表Ⅱ－1のレベルの放射線を短時間に受けた場合とか、一グレイから一〇グレイ以上の高線量の放射線に被ばくした直後から数カ月の間に発症する一連の症候群を急性放射線症というが、最悪の事態には死亡する。

つまり、急性放射線死で、早ければ被ばく後十～二十日以内に重度の腸の障害により、あるいは一～二カ月以内に主に骨髄の障害により、死に至る。それらはそれぞれ腸死および骨髄死といわれる。

急性放射線症の主な症状は被ばく後数時間以内にまず嘔吐が発症する。次いで数日から数週間で、下痢、血球数の減少、出血、脱毛、男性の一過性不妊症などが現れる。下痢は腸管細胞の障害により発症し、血球減少症は骨髄の造血幹細胞のダメージによる。出血も造血幹細胞の障害により、血小板が減少することによる。脱毛は毛根細胞の障害であり、男性の不妊は精子を作る幹細胞の障害による。

被ばく線量によりこれらの主要症状は相違する。数グレイ以下の被ばくでは造血系の症状が主に現れる。すなわち、血球減少症およびそれに伴う出血などである。

一〇グレイ程度の被ばくでは、消化器系の症状、つまり下痢、脱水症状、電解質平衡状態の崩壊や細菌感染症などが認められる。

さらに被ばく線量が多くなると、今度は中枢神経系の症状が主になる。これには脳血管の透過性の亢進にともなう脳浮腫に関連したけいれん、嗜眠《しみん》（半ば眠った状態）、運動失調などの症状がある。

局所被ばくの急性障害では、当然のことながら、被ばくした組織に障害が生じ、その程度は被ばくした組織の範囲と量および放射線量に依存する。たとえば、皮膚の場合、放射線量が増加するに従い、脱毛、炎症や紅斑、水泡、潰瘍等の症状が発現する。また、爪でも同様で、被ばく量の増大とともに肥厚《ひこう》、脱落、潰瘍と進行する。

以上のような症状が発症するのは、嘔吐を除いていずれも細胞分裂の頻度との関連性が高い。

ほとんど分裂していないような細胞、たとえば、筋肉や神経などの細胞と比較すると、分裂の盛んな細胞、たとえば、骨髄、免疫系とか生殖系の細胞は放射線による障害を受けやすい。

福島第一原発事故により、各地の放射能汚染が進み、人々の不安が高まった時期、テレビや新聞などのマスメディアで、物知り顔の専門家や官房長官などが、「ただちに健康に影響する放射線量ではありませんから心配ありません。安全です」と、いかにも平然といい放った。

これまでお話ししているように放射線には急性影響と晩発性影響がある。ここで、「ただちに健康に影響する放射線量」というのは、いい換えれば、「ただちに急性影響を引き起こす線量」ということだ。

急性影響や急性障害では体の細胞が死ぬほどの損傷を受けている。その下限が表Ⅱ-1にもあるように一〇〇ミリシーベルトであり、これが急性障害のしきい値、しきい線量と考えられている。これ以下の放射線量では大部分のヒトで急性の症状は出ないが、急性障害は程度の差はあっても、被ばく者のすべてに発症するので、確定的影響ともいわれる。

二 晩発性障害

急性障害のしきい放射線量以下の線量を低線量といい、この領域の被ばくでは、ただちには健康に悪影響が現れないかもしれない。しかし、発ガンの危険性や子孫への影響のような遺伝子の損傷は数年から数十年という長い年月を経て、発症する。晩発性障害といわれる所以である。

また、被ばく者のすべてに発症するわけではなく、被ばく線量の増加にともなって、ある一定の確率で直線的に発症率が上昇するので、確率的影響ともいわれる。

発ガンなどには、これ以下の放射線量ならば、ガンにならないというしきい線量がなく、どんなに少ない線量でもそれなりのリスクが存在する。すなわち、「放射線には安全量はない」というのが国際的合意事項である。

ここでは体細胞に生じた障害として、発ガンや免疫系への影響などについて、また生殖細胞に生じた障害として遺伝子への影響、さらには胎内被ばくによる健康障害について解説する。

(1) 体細胞への障害

これまで、広島と長崎の原爆被災者への原爆放射線の影響を追跡調査している財団法人放射線影響研究所(以下、放影研)の調査結果によれば、原爆放射線はガンや良性腫瘍、成人病などの発症だけでなく、染色体異常や免疫系の障害など、さまざまな健康障害の原因となっていることが示されている。

ここでは、これまでの放影研での調査研究を中心として、体細胞への障害に起因する放射線の健康影響についてお話しする。

① ガン

原爆被災者におけるガンの発症に関する研究結果によると、被ばくによりもっとも発症リスクが高くなるのは白血病であり、一般人よりも五~六倍も高くなる。このことを相対リスクが五~六高いという。そこで、まず、放射線被ばくによる白血病の発症についてお話しする。

白血病

被ばくによる白血病の増加は被ばく後約二年で認められるようになり、六〜八年で発症はピークとなる。ということで、現在では直接の原爆被ばくが原因である白血病の発症はないと考えられている。

被ばく線量と白血病による死亡の関係を示すと表Ⅱ-2のようになる。

放影研の研究では、五ミリシーベルト以下の放射線被ばくはバックグラウンドレベルの一般人の被ばくと同等と考えられているので、この表での被ばく者総数は四万九二〇四人ということになる。なお、放影研ではそれぞれの臓器や組織での被ばく線量を重み付けしたグレイ単位で表示している場合があるが、これはいわゆる等価線量のことであるので、本書ではすべてシーベルト単位で統一して表示する。

各被ばくレベルの対象者に対する実際の観察死亡者数がそれぞれの被ばくレベルについて、被ばくがなかった場合と比較して、何人増加しているかを推定したのが、推定過剰数である。この過剰数の実測数に対する割合が寄与率である。これは筆者が算出した。

表Ⅱ-2. 被ばく線量と白血病による死亡リスク

骨髄線量	対象者	死亡者（人）		寄与率 *
(シーベルト)	（人）	実測数	推定過剰数	（パーセント）
0.005 以下	37,407	92	0	0
0.005～0.1	30,387	69	4	6
0.1～0.2	5,841	14	5	36
0.2～0.5	6,304	27	10	37
0.5～1	3,963	30	19	63
1～2	1,972	39	28	72
2 以上	737	25	28	100
合計 **	49,204	204	94	46

*：実測数に占める推定過剰数の割合。
**：0.005 シーベルト以上を被ばくした人での合計。

Preston DL *et al.*, Radiat Res 162: 377-389 (2004)

五ミリシーベルト以下の場合、三万七四〇七人のなかで九二人が白血病で死亡しているが、この九二人については、被ばくが影響していないので、寄与率は〇パーセントになる。被ばくレベルの上昇とともに、寄与率も高くなり、一〇〇～二〇〇ミリシーベルトの被ばくでは、三六パーセントの死亡が被ばくによっている。一～二シーベルトでは七二パーセントの死亡が被ばくによっており、二シーベルト以上では白血病による死亡のすべてが被ばくが原因となる。

これまでの研究データをもとにして、被ばく線量と白血病発症との関係を図示したのが図Ⅱ－1である。

この図の縦軸の単位は一〇〇〇〇人年あたりの過剰発症数となっている。一〇〇〇〇人年という語句は普通はほとんどお目にかからない言葉なので、ここで少しその説明をする。

疫学分野の研究で、ある疾病の死亡率や発症率、罹患率を調べるとき、ある研究では一〇〇〇人を十年間追跡調査し、また別の研究では一〇〇〇〇人を一年間だけ追跡調査した場合を考える。前者は一〇〇〇人×十年で一〇〇〇〇人年、後者は一〇〇〇〇人×一年で、これもやはり一〇〇〇〇人年ということになる。つまり、追跡調査した人数と調査期間（通常は年の単位だが、月などの場合もある。その場合の単位は人月ということになる）とを掛

図Ⅱ-1. 被ばく線量による白血病の発症

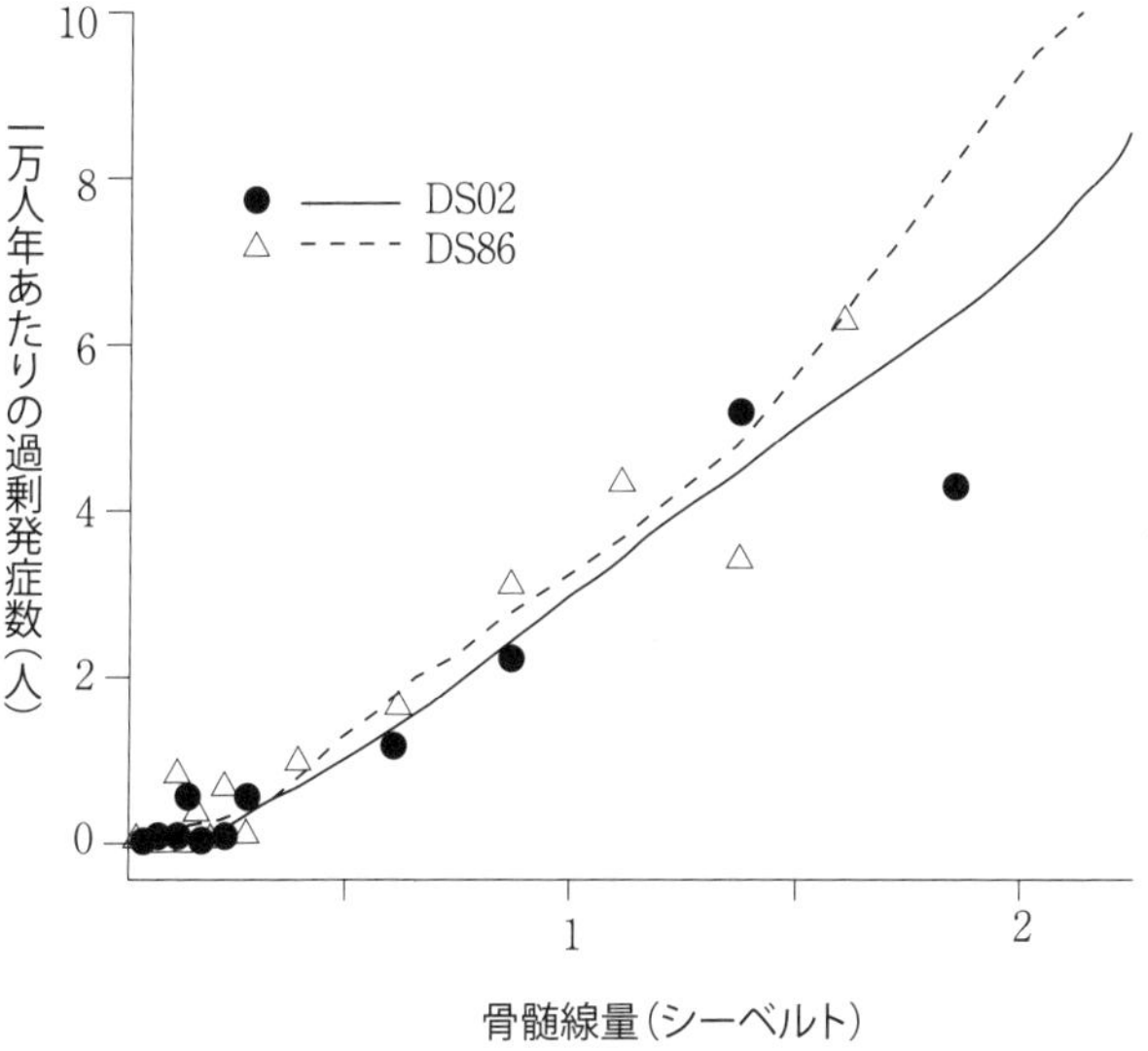

Preston DL *et al.*, Radiat Res 162: 377-389 (2004)

け合わせたもので、一〇〇〇人年という単位からすると前者も後者も同レベルということで、両者の死亡率や発症率の比較が可能となる。この手法が実際の死亡率や発症率をどの程度正確に反映しているのか筆者にはわからないが、疫学分野ではしばしば用いられている。

死亡率や発症率は一年間に一〇〇〇人とか、一〇〇〇〇人とか、一〇〇〇〇〇人あたりの死亡率、発症率で示すのが、一般的である。したがって、一〇〇〇〇人年というのは、一〇〇〇人を十年間調べた場合でも、一〇〇〇〇人を一年間だけ調べた場合でも、年間一〇〇〇〇人あたりの死亡数や発症数と考えてもいいですよ、ということが前提となっている。これが人年法というものなのだ。

人年法の説明はこれくらいにして、図Ⅱ-1にもどる。この図には●印と△印および実線と破線が描かれているので、この説明もする必要がある。放影研では原爆被災者の被ばく線量の推定を一九六五年に初めて行なった。その後、一九八六年と二〇〇二年に被ばく推定量を改定した。DS〇二というのは二〇〇二年の、そしてDS八六というのは一九八六年の被ばく推定量を表わしている。したがって、この図の●印と実線は二〇〇二年の、そして△印と破線は一九八六年の被ばく推定量を用いて、プロットしたことを意味している。

DS〇二とDS八六を比較すると、DS〇二のほうが、約八パーセント被ばく線量が増加した。その結果、単位線量あたりの影響はDS〇二のほうが少し低下する傾向がある。このことは図中、破線よりも実線のほうが、全体的に低位置にあることでも示されている。

この図では一九四五年の原爆被ばく時、二十～三十九歳であった人が、一九七〇年、つまり二十五年後の一年間で一万人につき何人、被ばくにより過剰に白血病になるかが示されている。すると、一シーベルトの被ばくでは約三人、二シーベルトの被ばくでは七人から一〇人が通常の発症よりも過剰に白血病になるということになる。

白血病はもともとまれな疾患であるから、原爆被ばくによる相対リスクは五～六と、もっとも高いが、症例自体はそれほど多くない。それが、年間一万人あたり三人とか一〇人多くなるということだ。通常、部位別のガン発症率は一〇万人あたりで表示する。すると、一年に三〇人から一〇〇人もが過剰に白血病にかかるのだから、大変なことだ。

固形ガン

固形ガンというのは、前項の白血病のような、血液やリンパ液を介して全身に悪性細胞が広く分散して存在するガンとちがって、臓器や組織に悪性細胞の塊として存在するガンである。

白血病にしても、固形ガンにしても、遺伝子の損傷が原因となって発症する。放射線により遺伝子が損傷されることは明白であり、また、ガンにより国民の三人に一人が死亡するという事実からも、放射線により、ガンの発症がどのくらい高まるか、ということは誰にとっても大きな関心事であろう。

白血病の場合と同様に、被ばく線量と固形ガン発症の関係を示すと、表Ⅱ‐3のようになる。ただし、白血病の場合には死亡数であったが、ここでは発症数となっている。

被ばくレベルの上昇とともに、実測数に占める推定過剰数の割合、つまり、寄与率も高くなる。しかし、白血病の場合とちがって、被ばくの寄与率は全体的に低く、二～四シーベルトでも、被ばくによるガンの発症は六〇パーセントに過ぎない。ただし、固形ガンは白血病と比較して、発症率や死亡率が高いので、対象者一万人あたりの推定過剰数は白血病が一九人であるのに対して、固形ガンでは一九〇人と、十倍多くなっている。

次に、原爆放射線被ばくによるガン発症の危険性を部位別に評価するために、被ばくによる過剰相対リスクを主要な部位について示すと、図Ⅱ‐2のようになる。前項で、原爆被災者では白血病による死亡の相対リスクが五～六で、非被ばく者、つまり、健常人よりも五～六倍高いというお話をした。相対リスクが一であれば、健常人のリスクと同じということになる。だから、相対リスクから一を差し引いたものが過剰相対リスクであり、放射線被ばくによる死亡や発症の相対リスクにおける増加分に相当する。

この図は三十歳のとき被ばくした人が七十歳になったときの一シーベルトあたりの部位別ガン発症率の過剰相対リスクを示している。なお、縦線は過剰相対リスクの九〇パーセ

表Ⅱ-3. 被ばく線量と固形ガン発症リスク

結腸線量 (シーベルト)	対象者（人）	発症数（人）		寄与率 * (パーセント)
		実測数	推定過剰数	
0.005 以下	60,792	9,597	3	0
0.005～0.1	27,789	4,406	81	2
0.1～0.2	5,527	968	75	8
0.2～0.5	5,935	1,144	179	16
0.5～1	3,173	688	206	30
1～2	1,647	460	196	43
2～4	564	185	111	60
合計 **	44,635	7,851	848	11

* : 実測数に占める推定過剰数の割合。
** : 0.005 シーベルト以上を被ばくした人での合計。

Preston DL *et al.*, Radiat Res 168: 1-64 (2007)

図Ⅱ-2.被ばくによる主要部位におけるガン発症率の過剰相対リスク

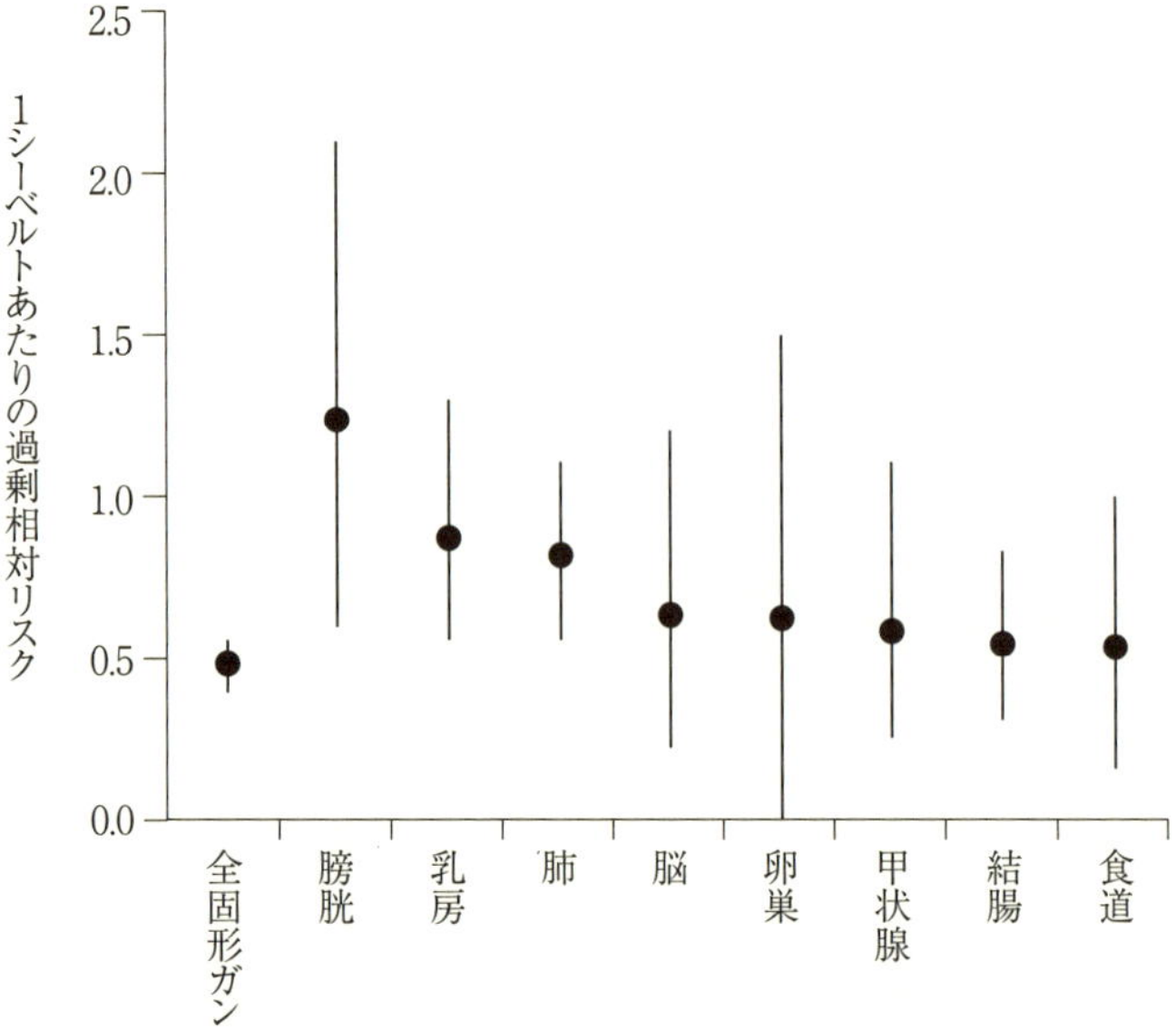

Preston DL *et al.*, Radiat Res 168: 1-64 (2007)

ント信頼区間である。

全固形ガンの過剰相対リスクは〇・四七だから、固形ガン全体での発症率増加は四七パーセントになり、被ばく者は健常者の約一・五倍固形ガンを発症することになる。部位別では膀胱の過剰相対リスクがもっとも高く、一・二三、次いで乳房の〇・八七、肺の〇・八一、脳の〇・六二、卵巣の〇・六一、甲状腺の〇・五七、結腸の〇・五四、食道の〇・五二、口腔の〇・三九、胃の〇・三四などとなっている。とくに膀胱が放射線への感受性の高いこと、つまり、影響を受けやすいことは注目に価する。図Ⅱ-３に全固形ガンといくつかの部位について、等価線量と過剰相対リスクの量・影響関係を示す。

この図から、低線量域でも、被ばく線量の増加とともに、ほぼ直線的にガン発症率が上昇する様子がわかる。我々の被ばくレベルは原爆被災者のように高いものではないので、とくに重視すべきことは、低線量での発ガン性が直線的に上昇するという事実である。

放射線の被ばくによるガンの発症は被ばく線量と性別および被ばく時年齢に依存する。そこで、ここでは性別と被ばく時年齢によるガン発症の過剰相対リスクの変化を部位別に比較してみる。図Ⅱ-４はその結果である。

図Ⅱ-3.等価線量と過剰相対リスクの量・影響関係

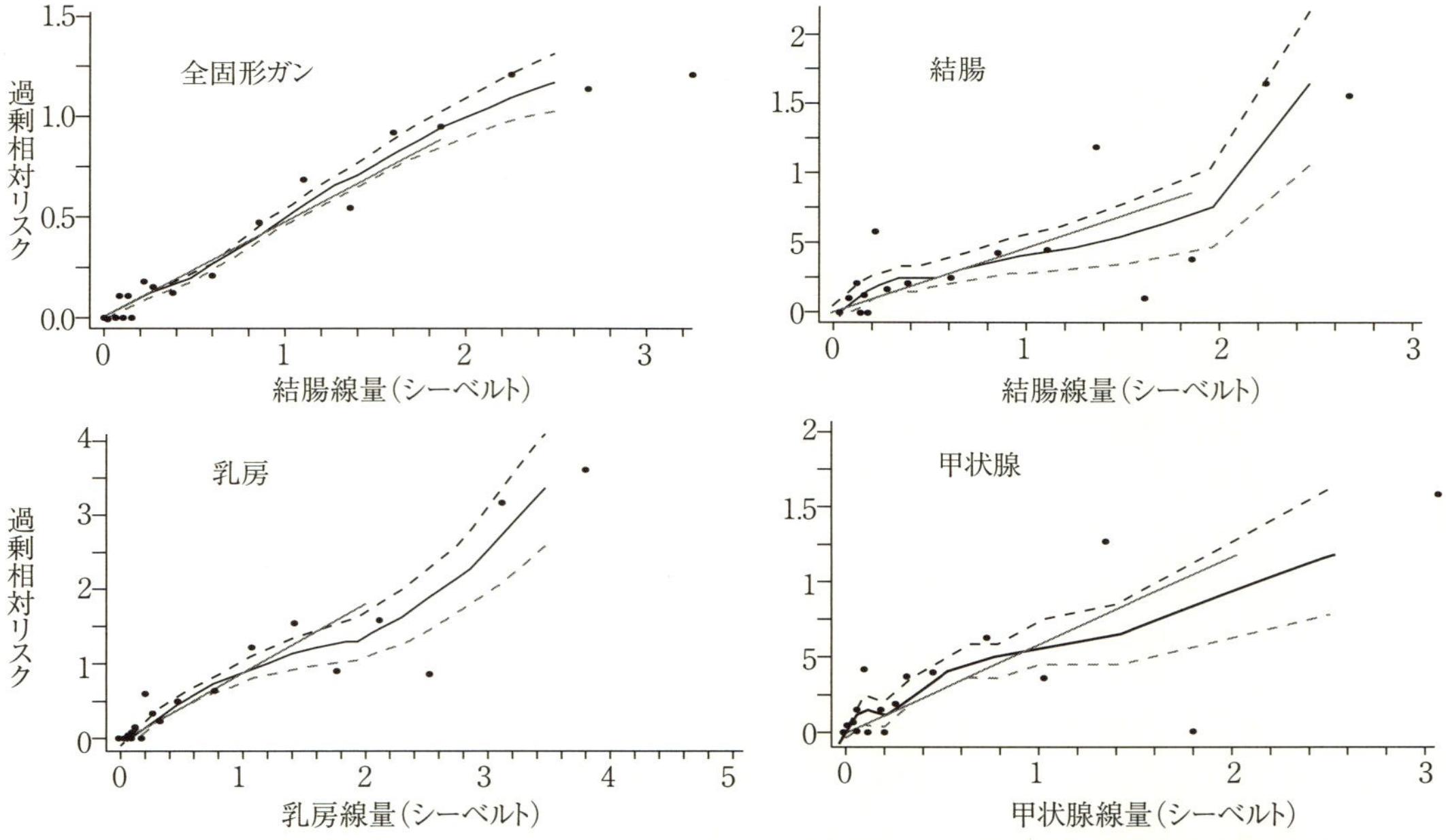

Preston DL *et al.*, Radiat Res 168: 1-64 (2007)

まず、性別による部位別ガン発症率のちがいである。この図は三十歳で被ばくしたヒトが七十歳で発症するガンの性別過剰相対リスクを一シーベルトあたりの被ばく線量で比較して示している。

ここで第一に注目されるのは女性の膀胱ガンと肺ガンの過剰相対リスクが男性よりも三倍から五倍も高いことである。両部位のリスク要因は喫煙であり、喫煙率の低い女性の肺ガンと膀胱ガンの発症率は男性の約三分の一であった。喫煙の影響が少なかった分、女性で放射線の影響が強くなったのであろう。

第二に胃ガンは女性に高く、結腸ガンは男性に高いことである。以前行なわれた日本人のハワイ移民の研究では、日本人はもともと胃ガンによる死亡率が高く、結腸ガンはアメリカ人で高かった。日本からの移民は胃ガンでの死亡率が低下し、結腸ガンでの死亡率が上昇した。つまり、胃ガンと結腸ガンでの発症率や死亡率の変化は相互に逆行する傾向がある。これは、ひとえに食習慣の相違によるものであるから、今回の放射線被ばくによる感受性の性差とは直接には関係ないであろうが、ふっと、このことが筆者の頭裏をよぎった。

次は、被ばく時年齢による部位別ガン発症率の相違である。この図ではそれぞれ十歳と

図Ⅱ-4.性（上）および被ばく時年齢（下）によるガン発症の部位別相対リスク

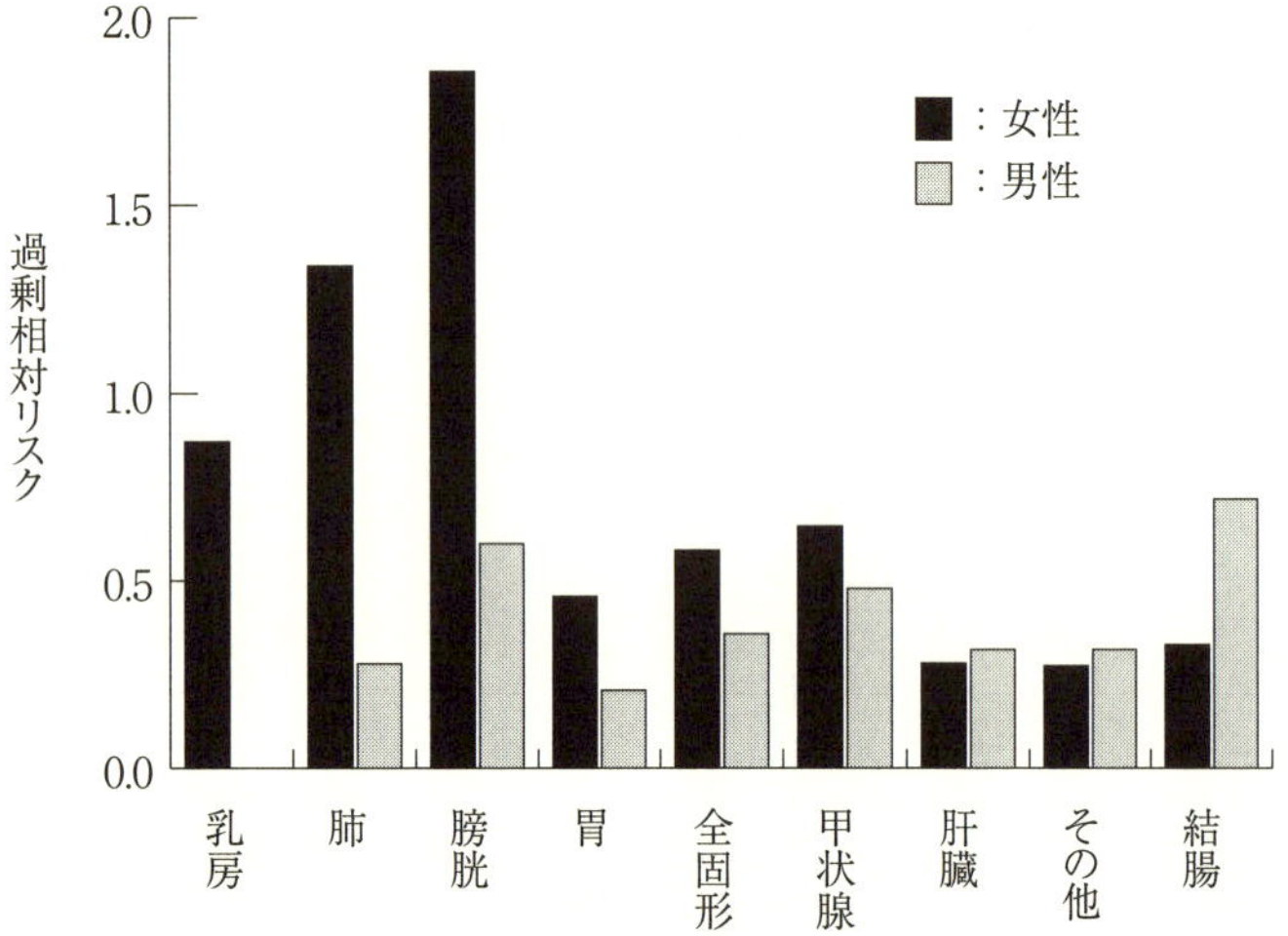

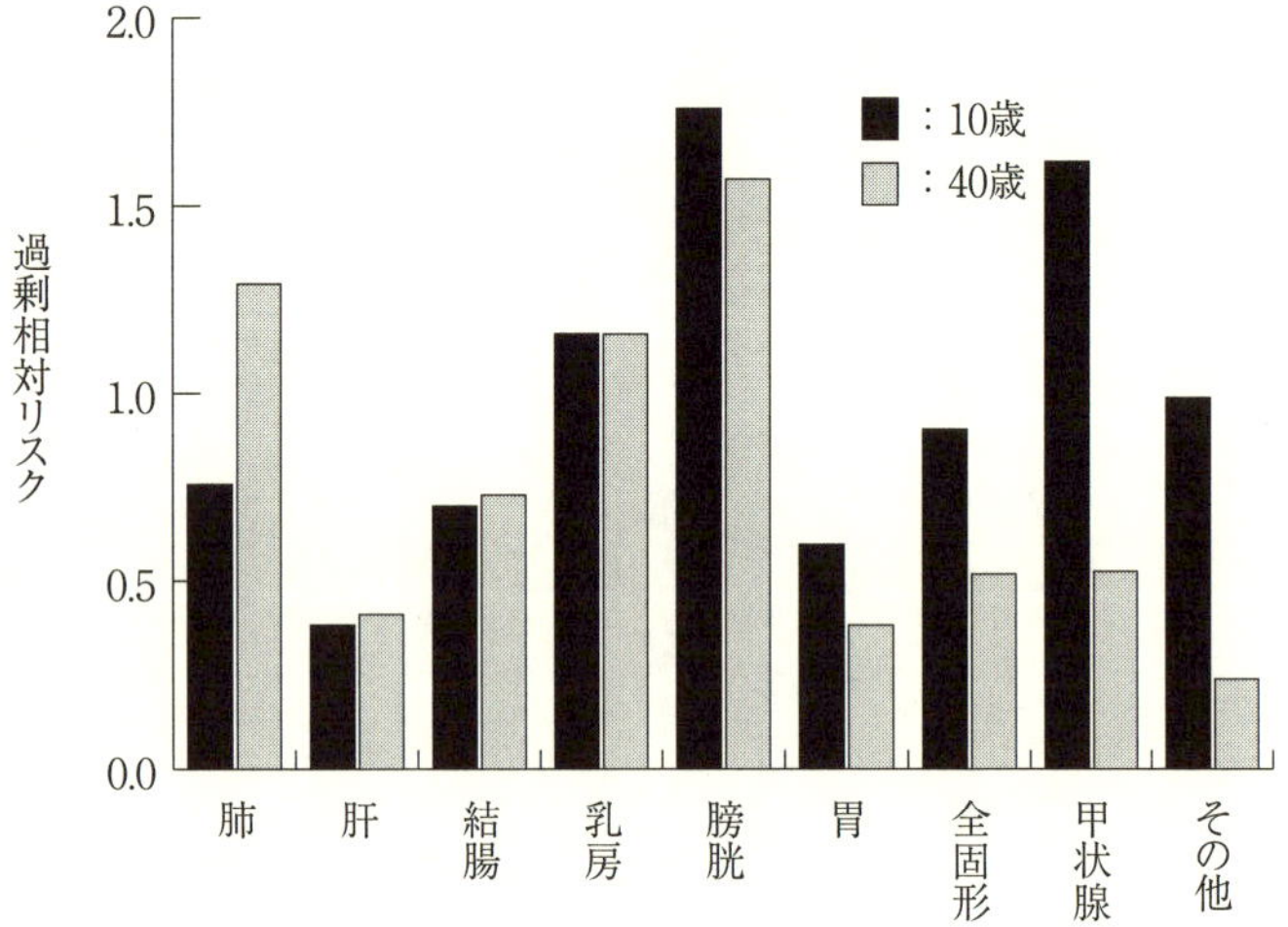

Preston DL *et al.*, Radiat Res 168: 1-64 (2007)

四十歳で被ばくしたヒトが七十歳で発症するガンの部位別過剰相対リスクを一シーベルトあたりの被ばく線量で比較して示している。

まず注目されるのは、十歳よりも四十歳で被ばくしたほうがリスクが高いのは肺ガンだけということである。これは喫煙に関係した出生コホート効果――出生年代の相違により、疾病の死亡率や発症率に差があり、それが研究結果に影響すること――の結果と考えられる。すなわち、放影研が追跡調査している集団には遅く生まれたヒト（この場合は四〇歳の人）のほうが、七十歳でのベースラインの肺ガン発症率が高いという特徴があるからだ。そのために、被ばくによる肺ガン発症効果には変化がないので、早く生まれたヒトのほうがベースラインの低い肺ガン発症率を分母にする分、相対リスクが高くなり、ひいては過剰相対リスクも高くなるということだ。なお、ベースラインの肺ガン発症率のピークは七十五歳から八十歳の間にある。

肝や結腸、膀胱などのガンでは被ばく時年齢がちがっても、過剰相対リスクはほぼ同じである。ところが、甲状腺ガンとその他のガンでは、被ばく時年齢が若いほうが、三倍も発症リスクが高くなることが明白に示されている。なお、ここでその他というのは、小腸、鼻腔、咽頭、胸腺、気道、骨と結合組織、悪性黒色腫、男性乳房、性器、腎盂、尿管、尿道および甲状腺以外の内分泌器官に発症した固形ガンである。この事実は、被ばく時年齢が若いほど、甲状腺ガンなどを発症しやすい、ということだ。そのよい例があるので、お話ししよう。

それはチェルノブイリ原発事故で発生した放射能雲によって運ばれた放射性ヨウ素により、内部被ばくを受けた十四歳以下の子どもたちの甲状腺ガンの発症である。この研究結果を表Ⅱ-4に示す。この表にはベラルーシ共和国の六州と首都ミンスク市における一九八六年から一九九二年前半までの子どもの甲状腺ガン発症の様子が示されている。

ここでまず注目されるのは、すべての州で甲状腺ガンの発症が増加しているのではない、ということである。

一九八六年から一九八九年までは、六州一都で年間二人から六人の患者しか発症していなかったのが、一九九〇年には二九人が発症し、一九九一年には五五人に増えている。一九九二年は六〇人を越えることが予想される。

チェルノブイリ原発事故が起きたのは一九八六年四月二十六日であるから、それから四年後には早くも子どもの甲状腺ガンが異常に増加している。この短さは外部被ばくによる子どもの甲状腺ガンの発症における十年以上という潜伏期間と比較しても、愕くべきもの

表Ⅱ-4.ベラルーシ共和国の子どもたちにおける甲状腺ガンの発症

州名	西暦年							合計
	1986	1987	1988	1989	1990	1991	1992*	
ブレスト	0	0	1	1	6	5	5	18
ビテブスク	0	0	0	0	1	3	0	4
ゴメリ	1	2	1	2	14	38	13	71
グロドノ	1	1	1	2	0	2	6	13
ミンスク	0	1	1	1	1	4	4	12
モギリョフ	0	0	0	0	2	1	1	4
ミンスク市**	0	0	1	0	5	2	1	9
合計	2	4	5	6	29	55	30	131

*：1992年は1月～6月までの6カ月間の発症数
**：ミンスク市はミンスク州の州都であり、ベラルーシ共和国の首都である。人口は約180万人（2004年）で、ミンスク州以外の州の人口に匹敵する。ちなみに、ミンスク州の人口は約326万人（1991年）である。

Kazakov VS *et al.* Nature 359: 21 (1992)

だが、それにしても、ゴメリでの増加が飛び抜けている。一方で、ビテブスク、モギリョフ、ミンスク市ではほとんど増加していない。ゴメリはチェルノブイリのすぐ北に位置しており、原発事故のあと、高濃度の放射能雲による汚染を受けたことがわかっている。図Ⅱ-5にチェルノブイリとベラルーシ共和国六州の位置関係を示す。

十四歳以下の子どもの甲状腺ガンの発症率は、年間一〇〇万人あたり一人のオーダーである。一九九一年と一九九二年のゴメリでの発症率は、年間一〇〇万人あたり約八十人になると推計されるので、極めて高率といえる。

この一三一例の甲状腺ガンについてはWHOとスイス政府の援助を受けた研究チームがベラルーシを訪れ、それらの病理組織学的検査を行ない、確認している。このうち、八人は妊娠三カ月以上の胎児期に被ばくしている。胎児の甲状腺は妊娠十二～十四週でヨウ素を濃縮しはじめるので、胎児期の被ばくが甲状腺ガンの原因であっても、不思議なことではない。

チェルノブイリはウクライナ共和国の首都キエフの北方約百キロメートルに位置しているので、ウクライナでもベラルーシと同様に子どもの甲状腺ガンが増加していると考えられる。

図Ⅱ-5.チェルノブイリとベラルーシ共和国6州

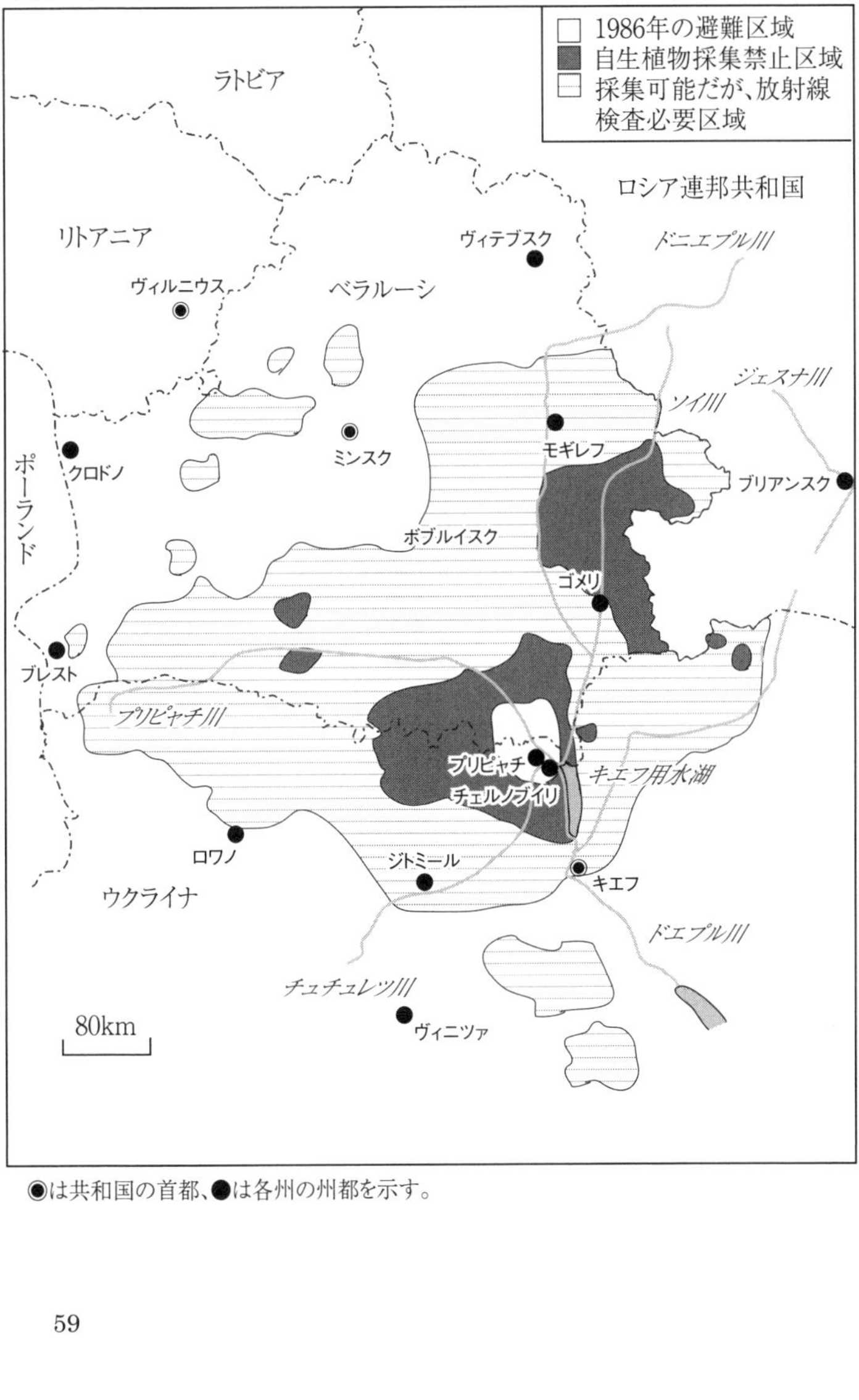

◉は共和国の首都、●は各州の州都を示す。

図Ⅱ-6.ウクライナの子どもの甲状腺ガン発症数の年次推移

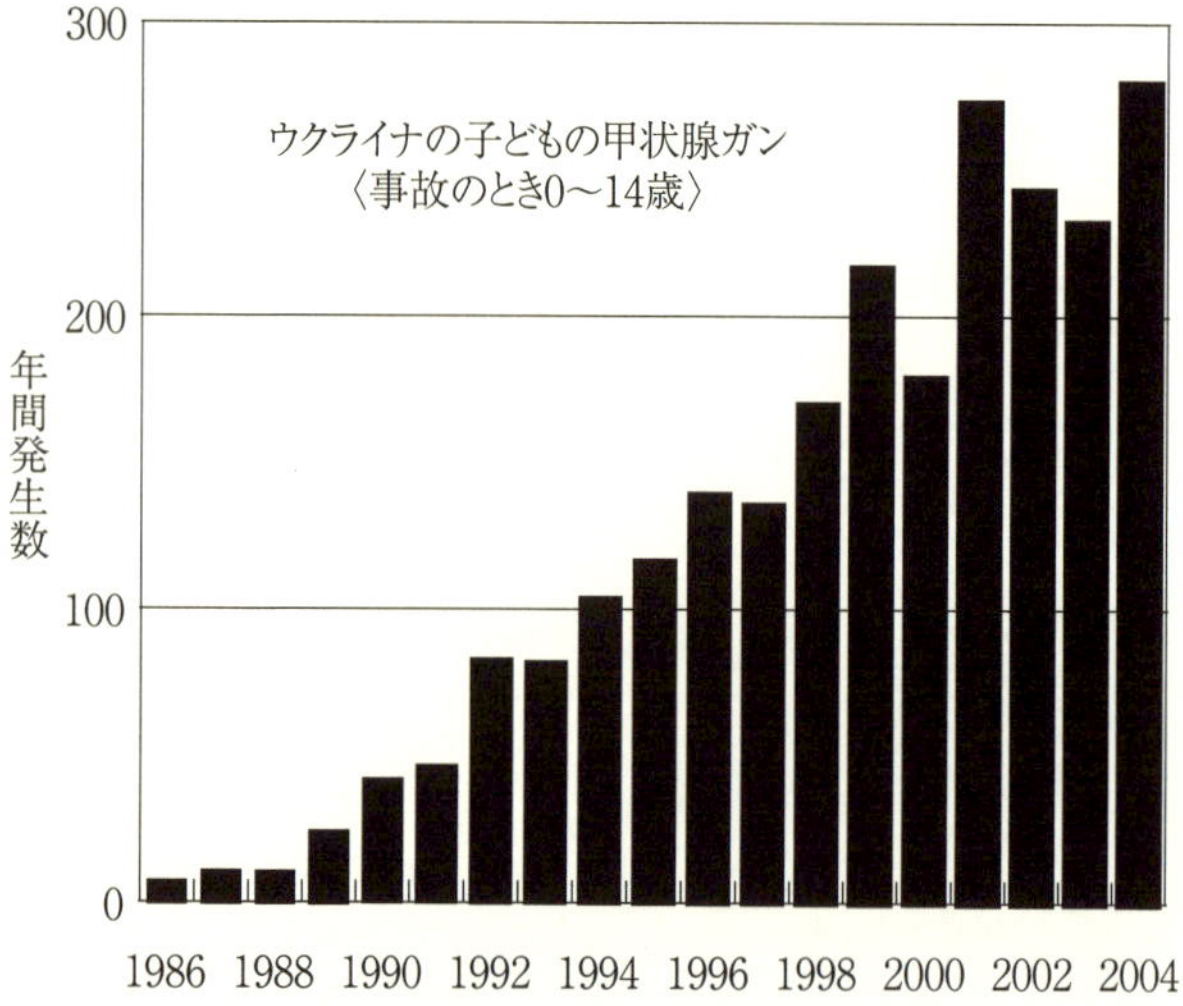

National Report of Ukraina, 2006

図Ⅱ-6に原発事故のとき、〇～一四歳であった子どもたちのその後の甲状腺ガン発症数の年次推移を示す。また、図Ⅱ-7には一九九二年の調査以後のベラルーシでの〇～十四歳の甲状腺ガン発症数の年次推移を示す。ウクライナでは、最近は年間三〇〇人近いヒトが発症している。ベラルーシでは、最近は〇～十四歳の子どもの甲状腺ガンは減少しているが、これは当然のことで、〇～十四歳での放射性ヨウ素への被ばくレベルは一九八六年当時よりも最近のほうが、はるかに低下しているからである。しか

図Ⅱ-7.ベラルーシの子どもの甲状腺ガン発症数の年次推移

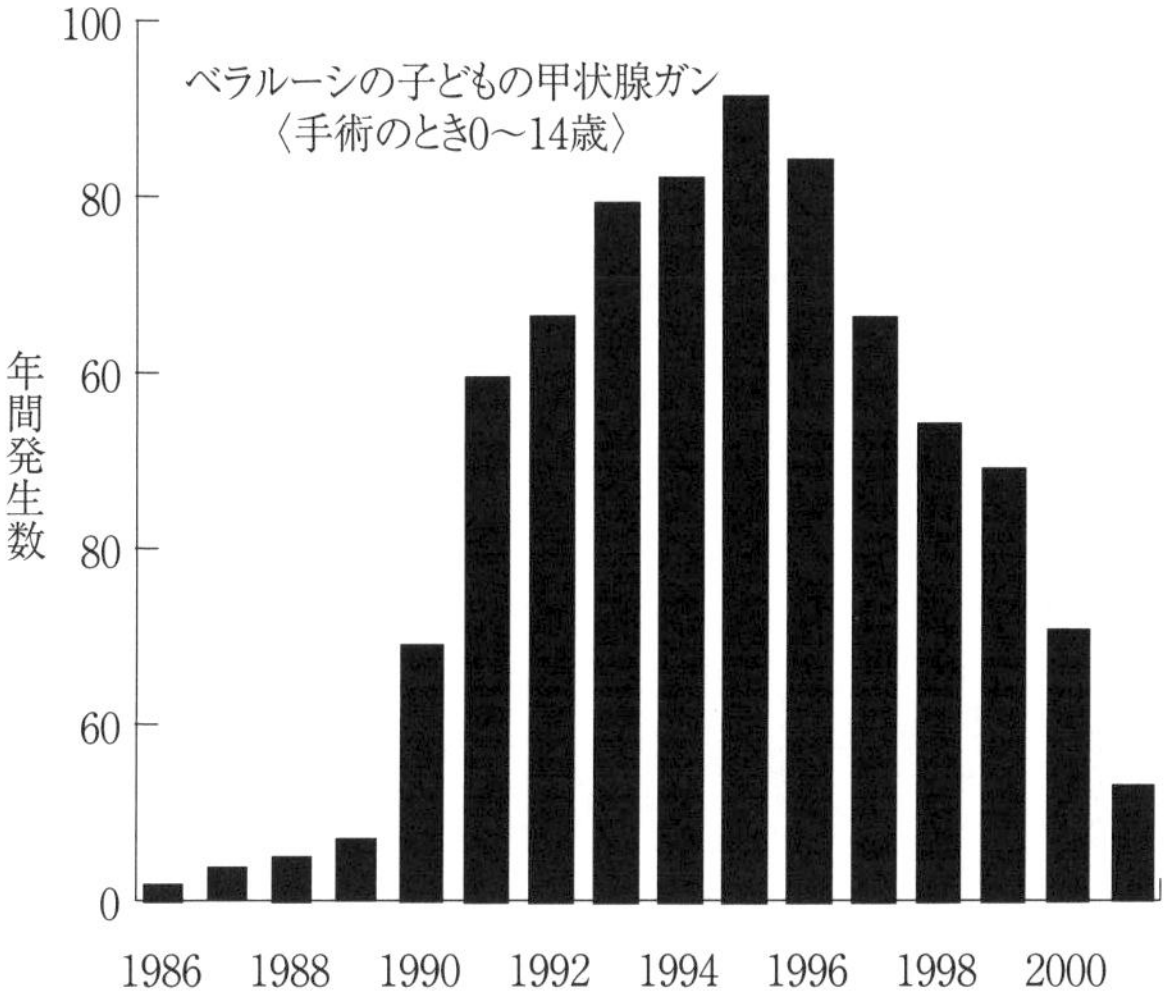

http://www.rri.kyoto-u.ac.jp/NSRG/seminar/No91/Malko030225.html

し、一九九二年の調査時点から十五歳以上の年齢層での発症が増加しはじめており、ウクライナと同様の調査が必要である。

原爆被災者における甲状腺ガンの発症はもっぱら外部被ばくの影響であり、放影研の追跡調査では内部被ばくの影響は解明できない。しかし、チェルノブイリにしても、福島にしても、今後問題になるのは、もっぱら内部被ばくの影響である。放射線の内部被ばくによるガンの発症、とくに胎児期や乳幼児期での内部被ばくによるガンの発症とそのリスクの解明が求められている。

②　ガン以外の健康障害

死亡への影響

血液と造血組織におけるガン以外の疾患による死亡は、その他の臓器・組織におけるガン以外の疾患による死亡よりも原爆放射線被ばくの影響が強いと思われるが、それらは種々の血液が関係するガンあるいは前ガン状態である可能性が否めない。そこで、ここでお話しするガン以外の疾患には血液と造血組織のものは含めないことにする。このことを踏まえて、表Ⅱ－5に被ばく線量とガン以外の疾患による死亡リスクを示す。寄与率とは実測死亡数に対する推定過剰死亡数の割合で、それぞれの被ばくレベルにおいて死亡原因として被ばくが寄与する割合である。これは筆者が算出した。

ガン以外の疾患による死亡に対する放射線の生物学的作用メカニズムはまだ解明されていないが、被ばく線量レベルが高まるのに比例して、寄与率も上昇し、二シーベルト以上では二五パーセントが放射線に起因すると考えられるので、一応の量・影響関係は存在するようである。この量・影響関係を被ばく線量と過剰相対リスクで示すと図Ⅱ－8となる。

表Ⅱ-5.被ばく線量とガン以外の疾患による死亡リスク

被ばく線量（シーベルト）	死亡者（人）		寄与率*（パーセント）
	実測数	推定過剰数	
0.005以下	13,954	0	0
0.005〜0.1	11,633	17	0.15
0.1〜0.2	2,163	17	0.79
0.2〜0.5	2,423	47	1.9
0.5〜1	1,161	61	5.3
1〜2	506	68	13
2以上	163	40	25
合計**	18,049	250	1.4

*：実測数に占める推定過剰数の割合。
**：0.005シーベルト以上を被ばくした人での合計。

Preston DL *et al.*, Radiat Res 160: 381-407 (2003)

図Ⅱ-8. 被ばく線量とガン以外の疾患による死亡の過剰相対リスク

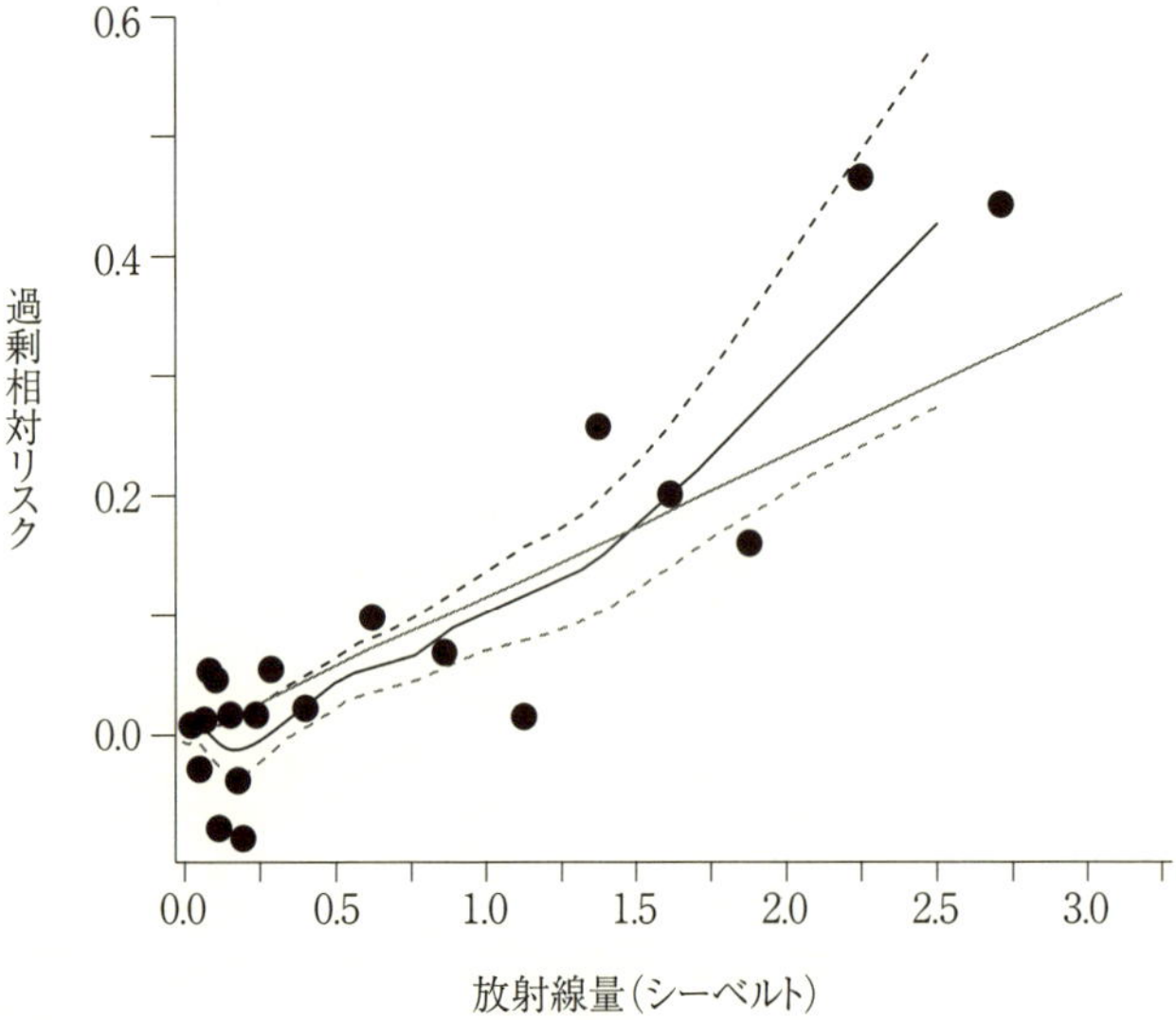

Preston DL *et al.*, Radiat Res 160: 381-407 (2003)

〇・五シーベルト以下の低線量域での直線性については明確ではないが、二シーベルトまでは、一シーベルトにつき死亡の過剰相対リスクが〇・一高まることが示されている。

これを主要な疾患群別に見ると、図Ⅱ-9になる。この図の元データは一九六八年から一九九七年までの原爆被災者の追跡調査の結果であり、表Ⅱ-5の元データは一九五〇年から一九九七年までの追跡調査の結果である。そのために、表Ⅱ-5の死亡者は一万八〇四九人で、図Ⅱ-9の場合よりも三五九〇人多い。したがって、この図の死亡者は一万四四五九人である。ここには全疾患、心疾患、脳血管疾患、呼吸器系疾患および消化器系疾患による死亡に対する一シーベルトあたりの過剰相対リスクを示した。

全疾患に対するそれぞれの疾患群の割合は心疾患が三一パーセント、脳血管疾患が二七パーセント、呼吸器系疾患が一六パーセント、そして消化器系疾患が九パーセントであり、心疾患と脳血管疾患をあわせた、いわゆる循環器系疾患の占める割合がもっとも多くて、約六〇パーセントであった。

全体としては、一シーベルトにつき死亡の相対リスクが〇・一四上昇するが、もっともリスクが高まるのは呼吸器系で、〇・一八、次いで心疾患の〇・一七それから消化器系の〇・一五、脳血管疾患〇・一二となっている。これをそれぞれの疾患群について、実測死

図Ⅱ-9. 被ばくによるガン以外の主要疾患群死亡率の過剰相対リスク

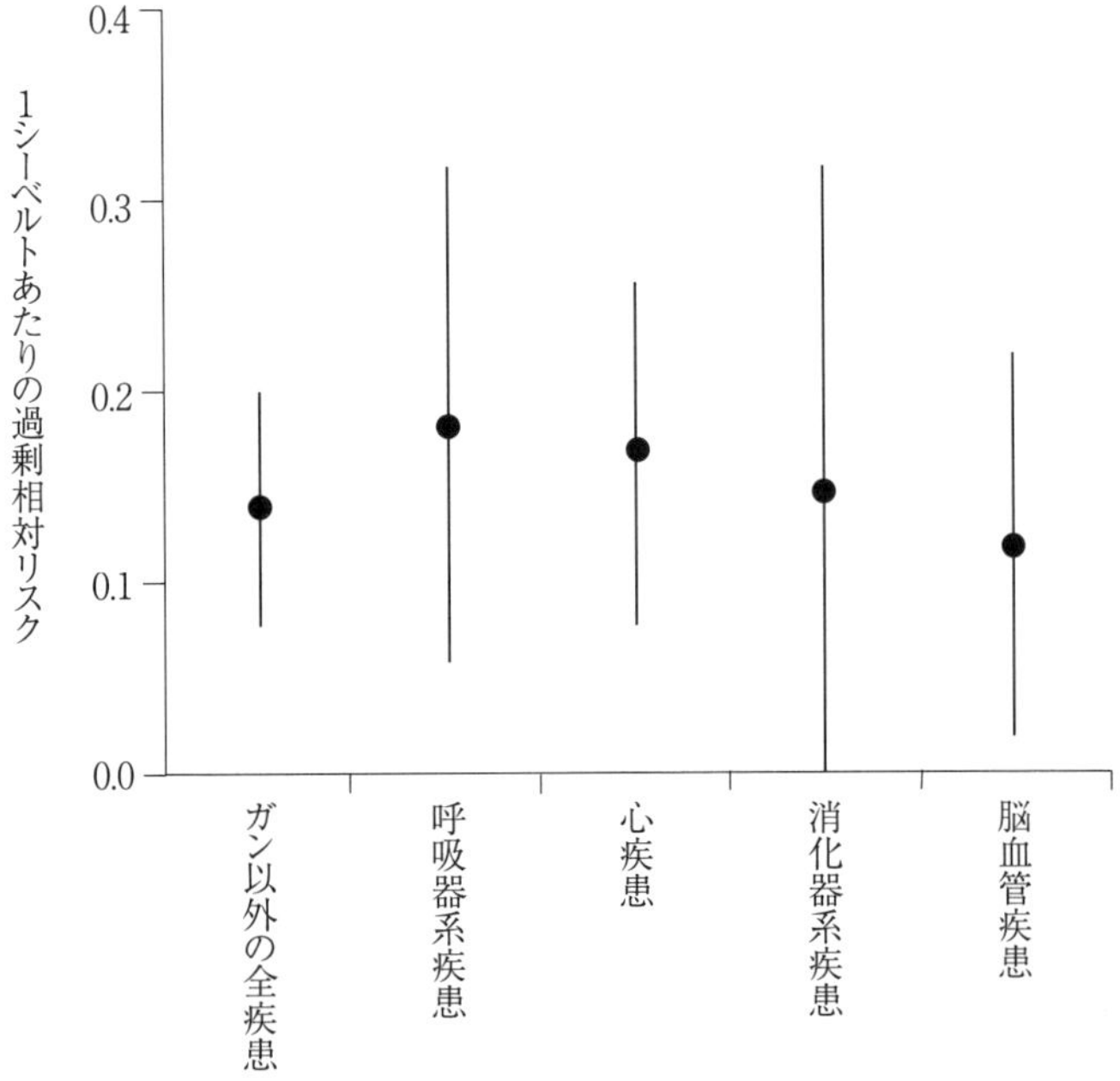

Preston DL *et al.*, Radiat Res 160: 381-407 (2003)

亡数に対する一シーベルトあたりの推定過剰死亡数の割合でみると、全体では約二パーセント、呼吸器系二・五パーセント、心疾患二・三パーセント、消化器系二・一パーセントそして脳血管疾患一・六パーセントである。

すでに述べたように、ガン以外の疾患に対する放射線の生物学的作用メカニズムは解明されているとはいえないが、これらの主要疾患による死亡の過剰相対リスクと被ばく線量の関係を示すと、図Ⅱ-10になる。

この図から、主要疾患群による死亡についても、ほぼ直線的な量・影響関係が見てとれる。放射線被ばくの影響ははかり知れなく大きいといえる。

発症への影響

前項では、ガン以外の疾患による死亡への放射線被ばくの影響をお話しした。この項ではガン以外の疾患の発症への放射線被ばくの影響をお話しする。

まず、被ばく線量一シーベルトでのガン以外の主要な疾患の発症について、それらの相対リスクを図Ⅱ-11に示す。

この図では、各疾患発症への飲酒と喫煙の影響を補正して、放射線の影響だけが評価で

図II-10. 被ばくによる主要疾患群の死亡

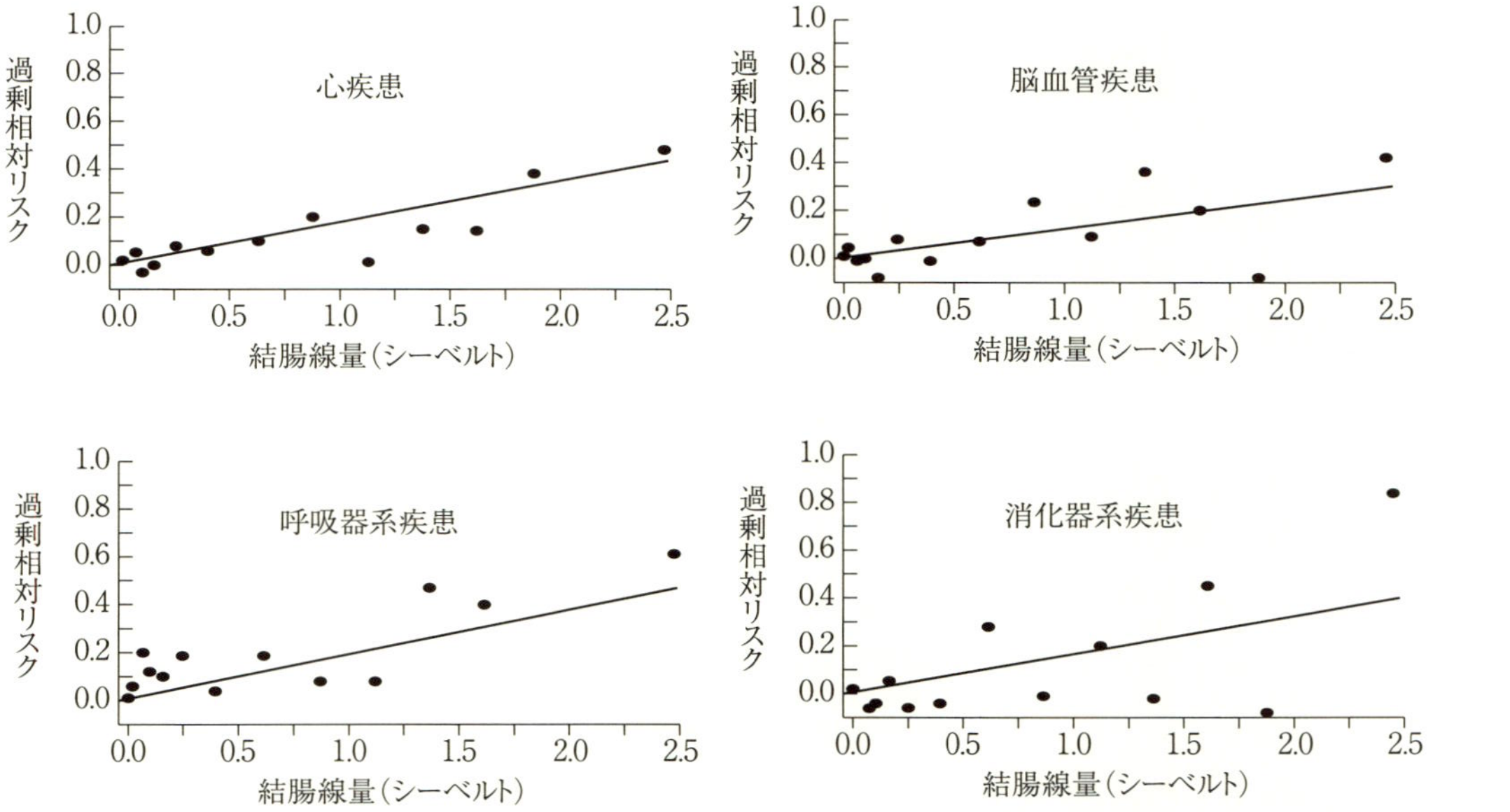

Preston DL *et al.*, Radiat Res 160: 381-407 (2003)

きるようにしている。すると、一シーベルトの被ばくにより、発症率がもっとも高くなるのは子宮筋腫で、その相対リスクは一・三九となる。次いで、甲状腺疾患の一・三八となり、以下、心筋梗塞が一・一七、慢性肝疾患・肝硬変が一・一二、白内障が一・一一、そして高血圧が一・〇三となっている。つまり、一シーベルトの被ばくにより、子宮筋腫が三九パーセント、甲状腺疾患が三八パーセント、心筋梗塞が一七パーセント、慢性肝疾患・肝硬変が一二パーセント、白内障が一一パーセント、高血圧が三パーセント、それぞれ被ばくしない場合よりも発症率が高くなる。

これらの疾患のなかで、子宮筋腫、甲状腺疾患、慢性肝疾患・肝硬変および白内障発症と被ばくとの量・影響関係を図示すると、図Ⅱ - 12となる。

この図で黒丸は、それぞれの被ばく線量での推定相対リスクを、そして縦線はその推定相対リスクの九五パーセント信頼区間を示している。また、実線は線量・影響関係を、そして点線はその九五パーセント信頼境界線を示している。

この図から、いずれの疾患でも、被ばく線量の増加とともに、統計上有意に相対リスク、つまり、発症率が直線的に上昇することがわかる。

次に各論として、子宮筋腫、甲状腺疾患および白内障発症への放射線の影響について、

図II-11. 被ばくによる主要疾患の相対リスク

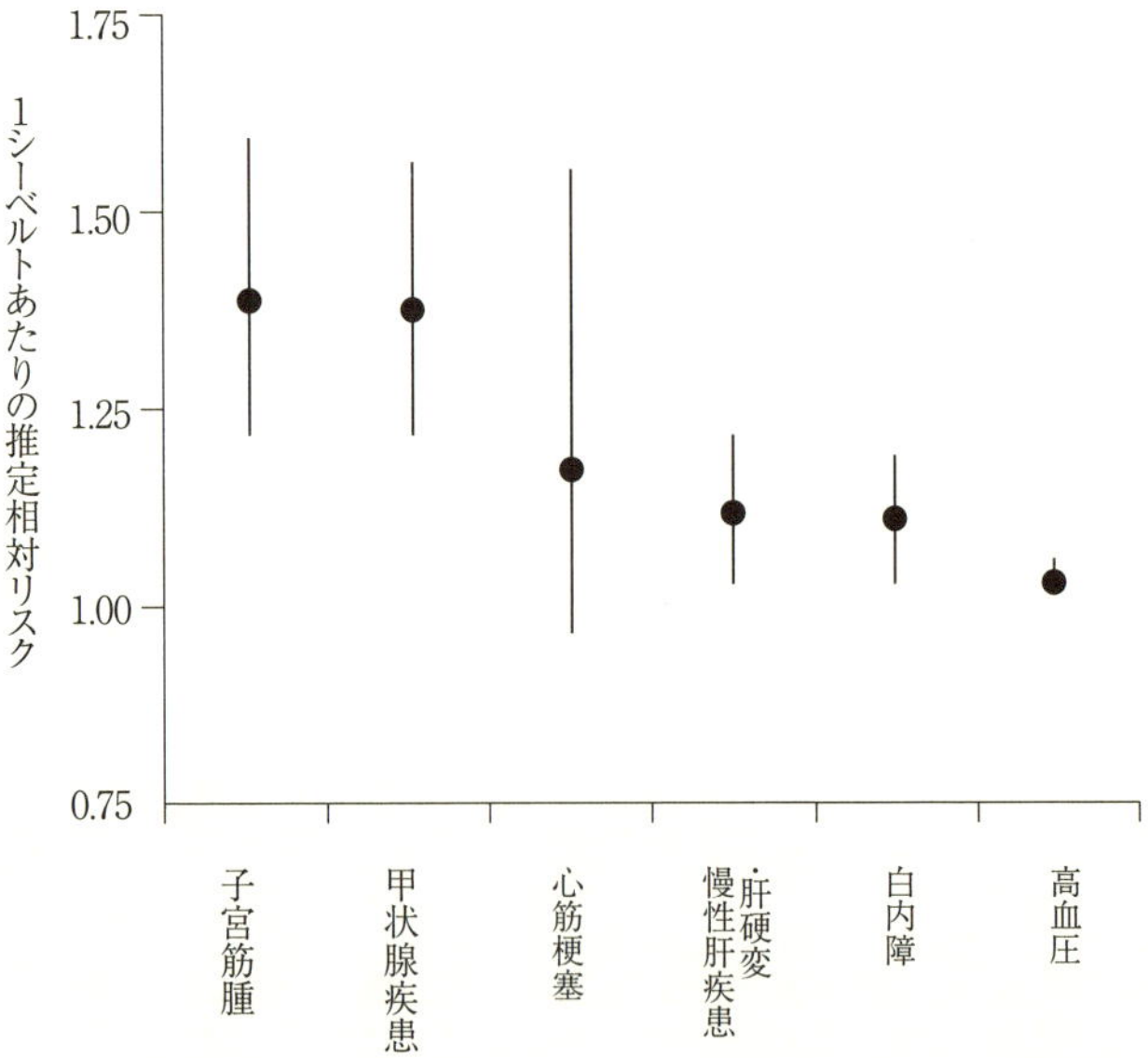

Yamada M *et al*., Radiat Res 161: 622-632 (2004)

もう少し詳しくお話しする。

まずは、子宮筋腫である。これは子宮筋層に発生する良性の腫瘍で、四十代から五十代の女性により頻繁に発症する。三十五歳以上の女性では四人か五人に一人に見られる。不正出血、月経過多、月経困難症などによって発見されることが多く、婦人科での手術率はもっとも高い。子宮筋腫発症のメカニズムはよくわかっていないけれども、ホルモン依存性で、そのサイズと成長はエストロゲンとプロゲステロンにより影響される。更年期以後退縮し、しばしば消失する。

原爆被災女性では、被ばくによる子宮ガンの発症増加は認められていないが、子宮筋腫の発症が高まることは一九八六年に最初に報告されている。以後、診断の精度を高め、より正確に研究を行なった結果が今回のものである。その結果を図Ⅱ‐13に示す。

この図に示されているように、被ばく線量が増加するとともに、罹患率が直線的に上昇する。被ばくしていない女性の罹患率は約二五パーセントであるが、一シーベルトの被ばくにより、罹患率が三五パーセントと、一〇パーセントも上昇する。

第二は甲状腺疾患についてである。図Ⅱ‐14に放射線被ばくと甲状腺の固形結節、ガン、良性結節および嚢胞発症との量・影響関係を示す。

図II-12. 被ばくによる主要疾患の発症

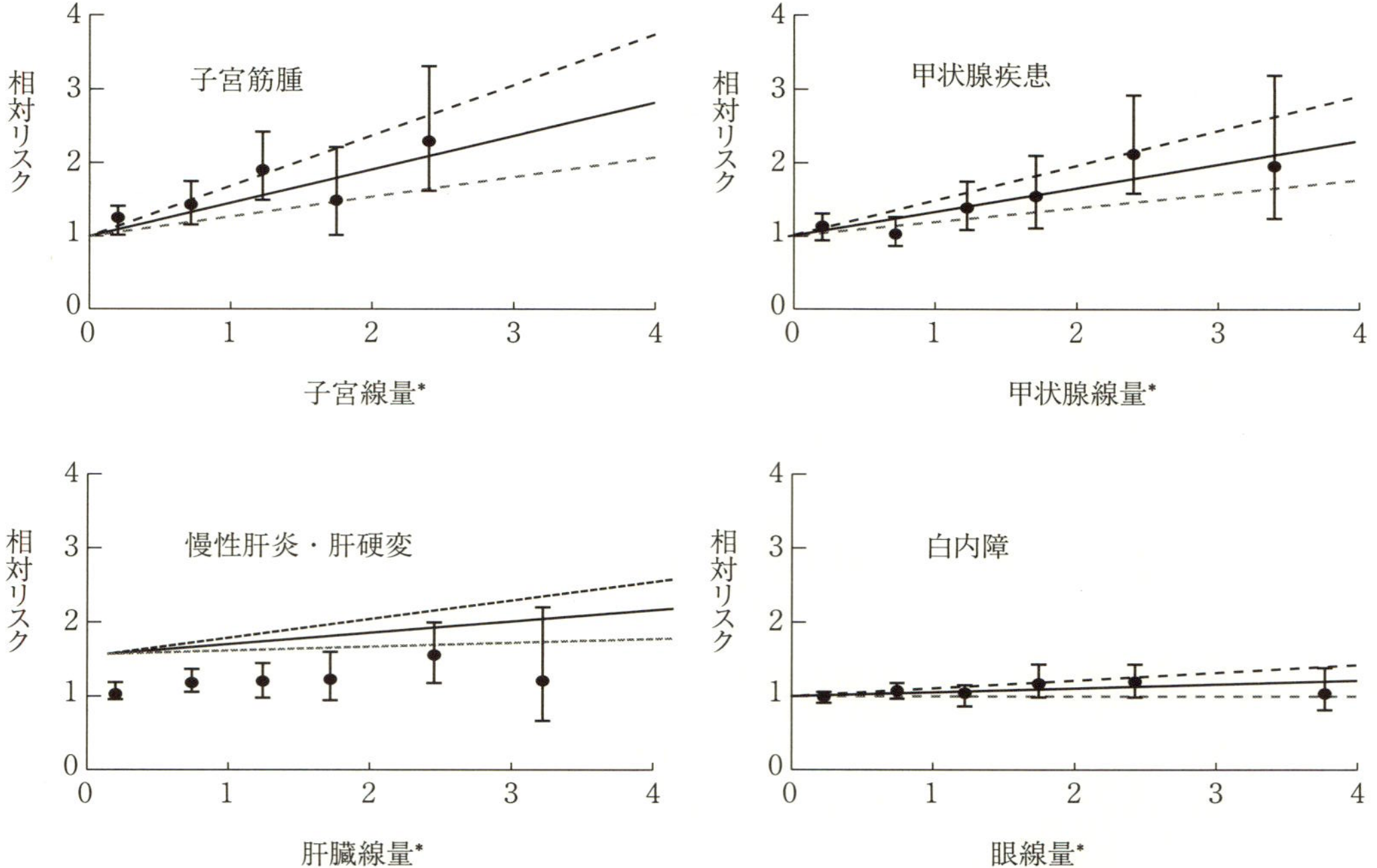

＊：各臓器・組織の被ばく線量はいずれもシーベルト

Yamada M *et al.*, Radiat Res 161: 622-632 (2004)

甲状腺の固形結節は甲状腺に腫瘍性病変が存在することを示しており、この中には悪性のものと良性のものがある。悪性のものはもちろん甲状腺ガンである。甲状腺嚢胞は通常、変性変化の結果生じるもので、結節内や良性の線腫内で出血があったことを示す。

この図の横軸はもちろん甲状腺の被ばく量であるが、縦軸のオッズ比というのは、これまでの相対リスクと同じと考えてもらっていい。

図で、〇シーベルトの黒丸は〇・〇〇五シーベルト以下のグループで、バックグラウンドレベルの一般人の被ばく量とみなしている。黒丸が右に行くにしたがって順に、〇・〇〇五～〇・四九九シーベルトのグループ、〇・五〇〇～〇・九九九シーベルトのグループ、一・〇〇〇～一・九九九シーベルトのグループで、最後が二シーベルト以上のグループである。また、各黒丸の縦線はそれぞれのオッズ比の九五パーセント信頼区間を示している。

すると、固形結節、ガン、良性結節そして嚢胞のいずれでも、被ばく量の増加とともに直線的にそれぞれの甲状腺疾患の罹患率も上昇する。つまり、これらの甲状腺疾患については明白に放射線被ばくによる発症の増加が証明されたといえる。そして、この研究では固形結節の二八パーセントが、ガンの三七パーセントが、良性結節の三一パーセントが、そして嚢胞の二五パーセントが被ばくによるとしている。

図Ⅱ-13. 被ばくによる子宮筋腫の発症

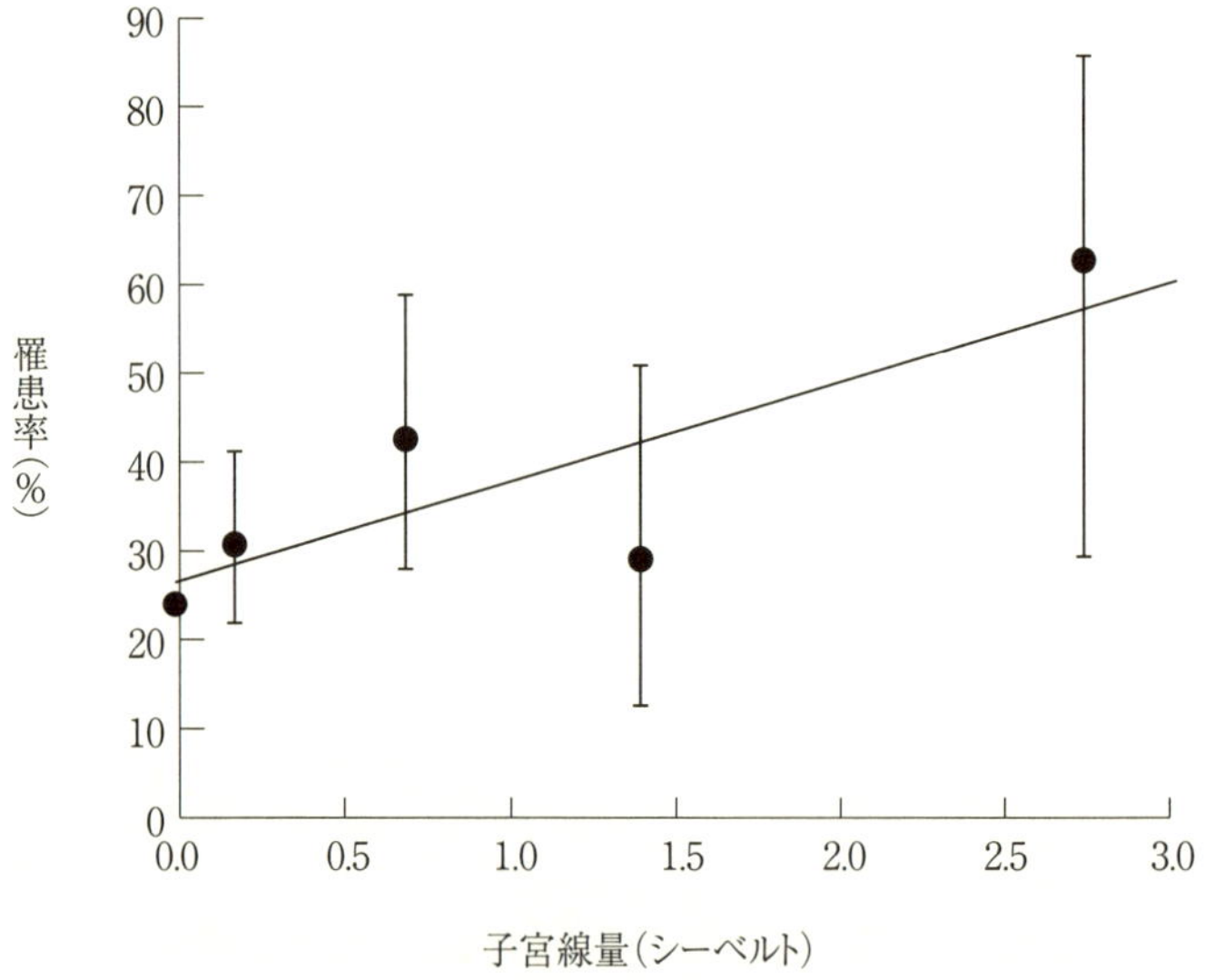

Kawamura S *et al.*, Radiat Res 147: 753-758 (1997)

しかし、バセドウ病や橋本病などの自己免疫性甲状腺炎の発症に際し、血中濃度が上昇する抗甲状腺ペルオキシダーゼ抗体Aと抗サイログロブリン抗体の陽性率や、バセドウ病や甲状腺機能低下症の発症には被ばくの影響は認められなかった。

固形結節罹患率は被ばく時年齢が若いほど上昇すること、また、他の臓器・組織のガンの発症でも、子供では成人よりも放射線に感受性が高く、影響を受けやすいこともわかっている。したがって、胎児や乳幼児、それに児童・学童の被ばくは極力回避すべきである。

甲状腺の機能とは関係がないけれども、甲状腺のうしろの外側に、左右二個ずつ計四個、米粒かアズキくらいの小さな内分泌腺がある。これは副甲状腺あるいは上皮小体といわれ、カルシウムとリンの代謝を調節するパラトルモンというホルモンを分泌する。副甲状腺機能低下症では血清カルシウムが低下し、神経や筋肉が異常に興奮して、筋肉のけいれんが起こる。また、機能亢進症では血清カルシウムが高くなるので、骨のカルシウムが減って、骨折しやすくなり、さらに腎臓に結石ができる。

この副甲状腺への放射線の影響として、副甲状腺機能亢進症の発症があり、この場合にも、被ばく時年齢が若いほど罹患率が上昇することが報告されている。この研究結果を図

図Ⅱ-14. 被ばくによる甲状腺疾患の発症

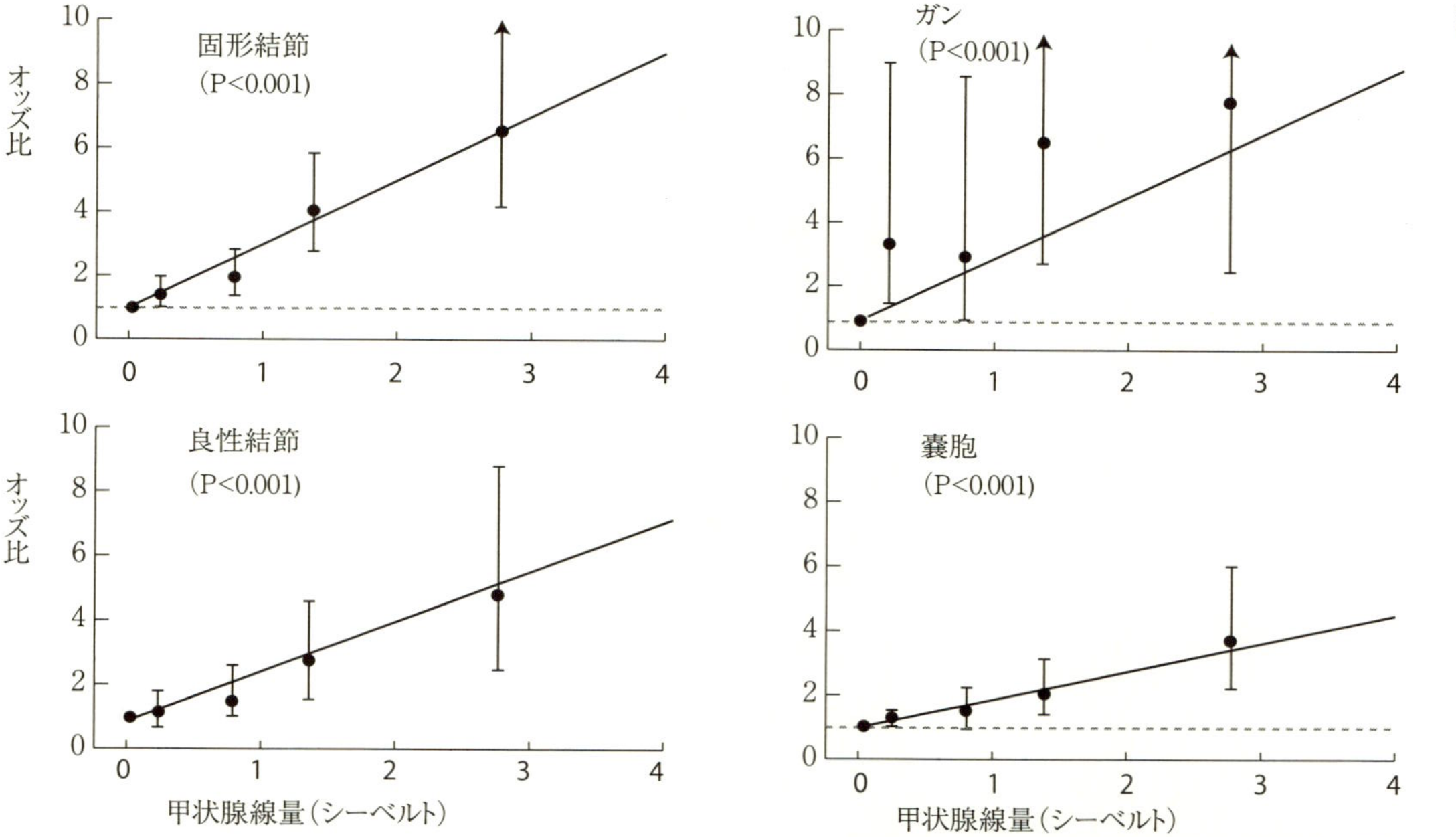

Imaizumi M *et al.*, JAMA 295: 1011-1022 (2006)

Ⅱ-15に示す。

被ばく線量は甲状腺へのものであるが、同量の被ばくを副甲状腺も受けていると考えていいだろう。バックグラウンドレベルの被ばく線量は〇・〇〇九シーベルト以下であり、この対照グループでの罹患率に対する被ばくグループの相対リスクの推定値とその九五パーセント信頼区間が示されている。被ばくグループの被ばく量は〇・〇一シーベルトから五・六シーベルトである。対照グループのすべての年齢階級において男性よりも女性のほうが三倍ほど罹患率が高く、男性よりも女性のほうが発病しやすい疾患である。

この図の被ばく時年齢が五歳というのは〇~九歳のグループのことであり、十五歳というのは十~十九歳のグループのことであり、三十歳というのは二十歳以上のグループのことである。ということで、全年齢では対照グループと比較して、被ばくグループの罹患率が一シーベルトあたり四・一倍高くなる。これを被ばく時年齢別に見ると、五歳での相対リスクがもっとも高く十一倍で、全年齢や十五歳での相対リスクよりも二倍以上高い。ちなみに三十歳の相対リスクは二・〇で、もっとも低い。

副甲状腺機能亢進症でも、幼少時に被ばくすると、その発症が大きく高まるのである。また、子供の頭部や頸部の良性疾患での放射線治療にはこの研究の平均被ばく線量（〇・四

図Ⅱ-15. 被ばく時年齢と副甲状腺機能亢進症の発症

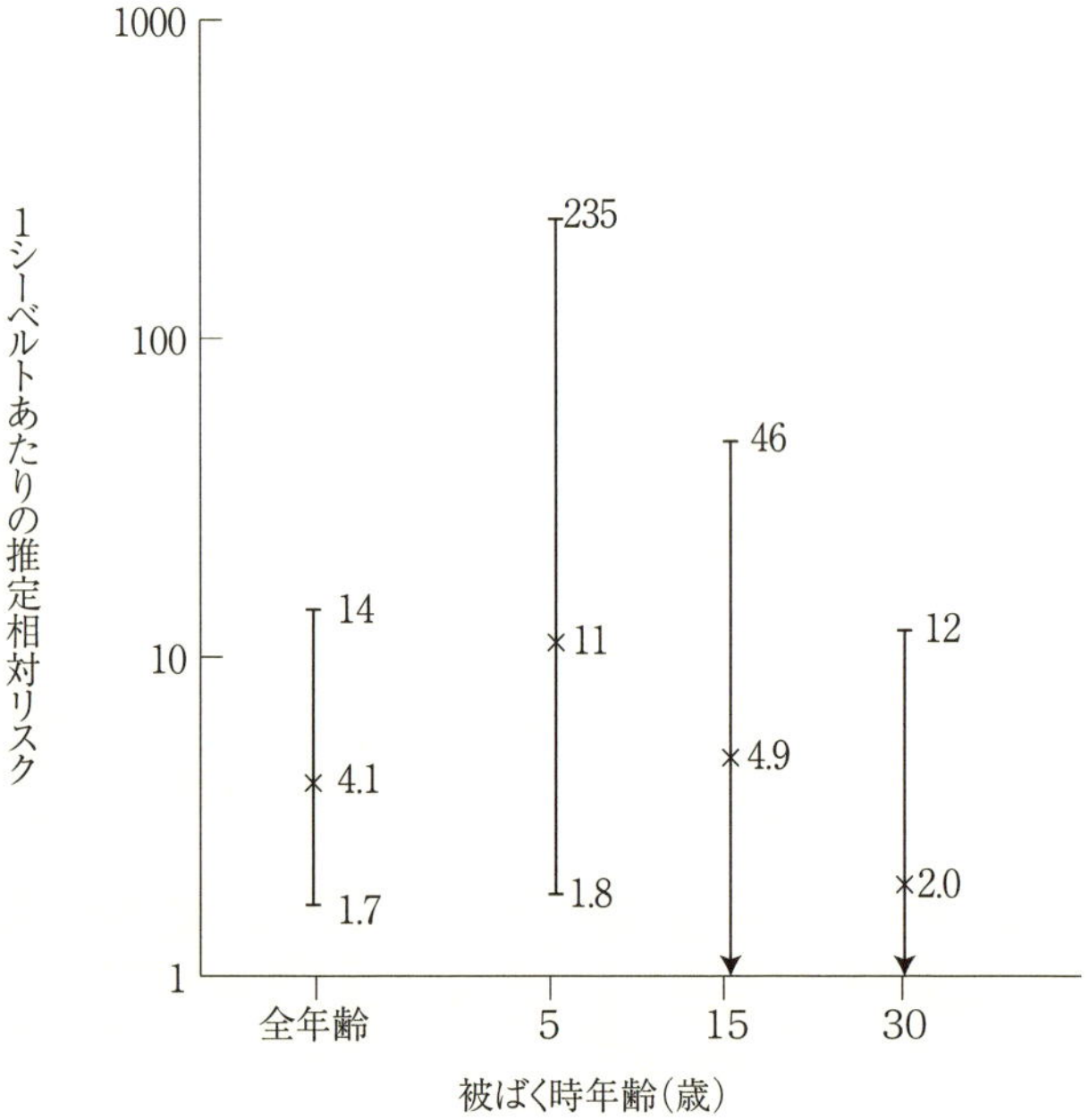

Fujiwara S *et al.*, Radiat Res 130: 372-378 (1992)

シーベルト）の二十倍近い放射線（平均線量で七シーベルト）が使用されている。このことは、そのような放射線治療を受けた子供は、将来、副甲状腺機能亢進症を発症する可能性があるので、この点での十分な注意が必要である。

一九六九年と一九八三年に発表された原爆被災者について行なわれた眼科学分野の研究で、放射線被ばくで発症する白内障は晩発性障害のなかでは半年から二年という比較的早期に発症する障害であることがわかっていた。その後の一九九七年に報告された血管腫の放射線治療に関するG・ワイルデとJ・スジェストランドの研究では、一〜八グレイ（一グレイは一シーベルト）の照射を受けた幼児は三十〜四十五年後に、照射治療を受けていない方の眼に白内障を発症した。

また、一九九九年のP・ホールらの研究では、水晶体被ばくが一グレイで、皮質部白内障と後嚢下白内障の発症リスクがそれぞれ有意に三五パーセントと五〇パーセント上昇した。

今回の原爆被災者の研究では、原爆放射線被ばく時に胎児であった者一四三名、〇〜十三歳であった者五〇一名、十三歳以上であった者二二九名、合計八七三名について、被ば

図Ⅱ-16. 被ばくによる白内障の発症

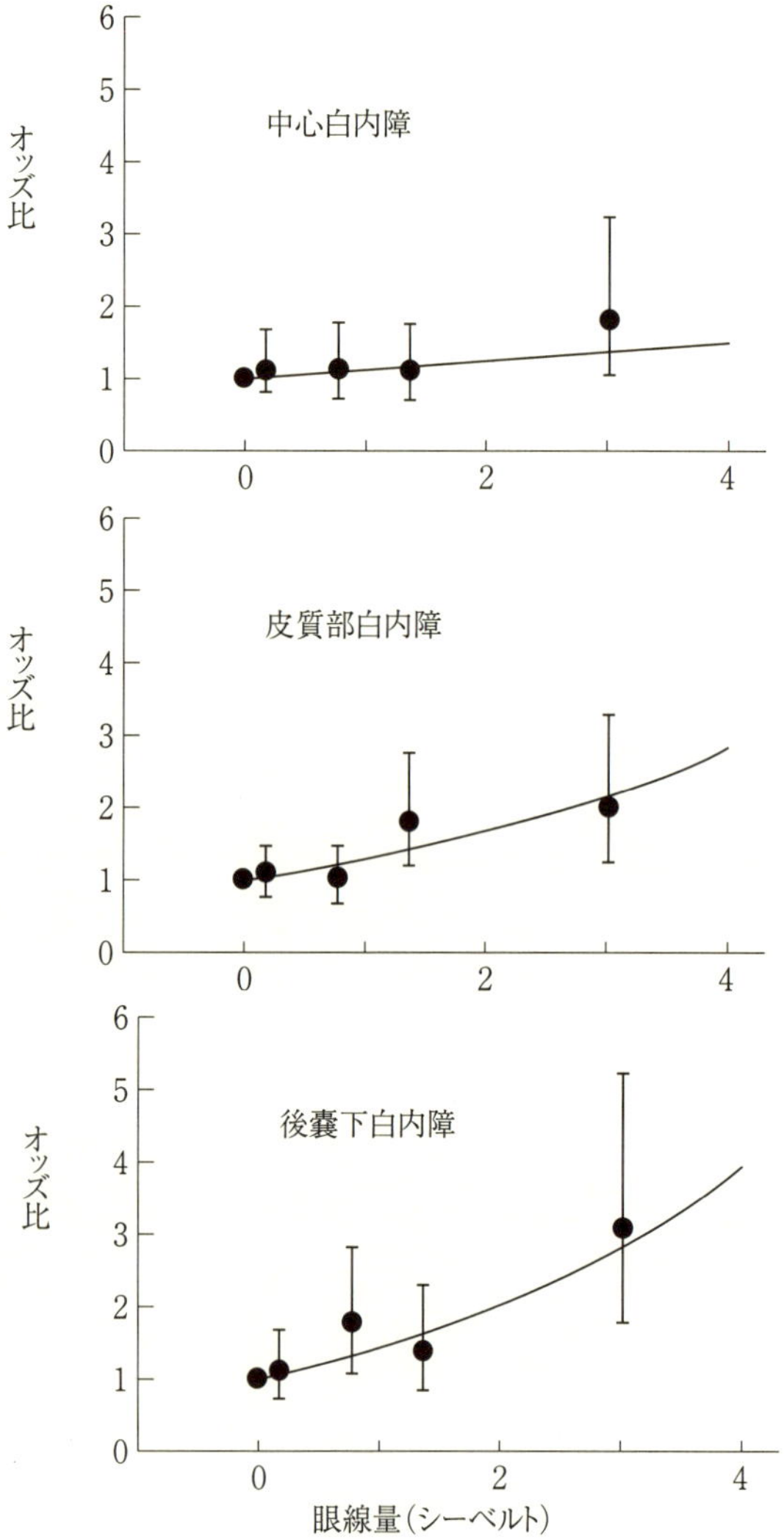

Minamoto A *et al.*, Int J Radiat Biol 80: 339-345 (2004)

く放射線量と白内障との関連性を調べた。その結果を図Ⅱ－16に示す。被ばく量との関連性が認められたのは皮質部白内障と後嚢下白内障であり、中心白内障とは関連性が認められなかった。この結果は一九九九年のホールらの結果と一致している。また、一シーベルトの被ばくで、皮質部白内障と後嚢下白内障の発症リスクがそれぞれ有意に二九パーセントと四一パーセント上昇するという結果もほぼ同じと考えられる。

以上のように、放射線被ばくにより、白内障のなかでも皮質部と後嚢下部の白内障発症のリスクが高まる。

次は放射線被ばくによる骨髄異形成症候群（ＭＤＳ）の発症についてである。ＭＤＳとは、無効造血を伴う血球減少、血球形態異常、難治性、白血病への移行を特徴とする原因不明の単クローン性造血幹細胞の異常疾患群で、主な臨床症状としては貧血、感染および出血などがある。

この研究結果を図Ⅱ－17に示す。この図で対照グループの被ばくレベルは〇・〇〇五シーベルト以下であり、低被ばくグループと高被ばくグループの被ばくレベルはそれぞれ〇・〇〇五～〇・九九九シーベルトと一シーベルト以上である。

図Ⅱ-17. 被ばくによる骨髄異形成症候群（MDS）発症のリスク

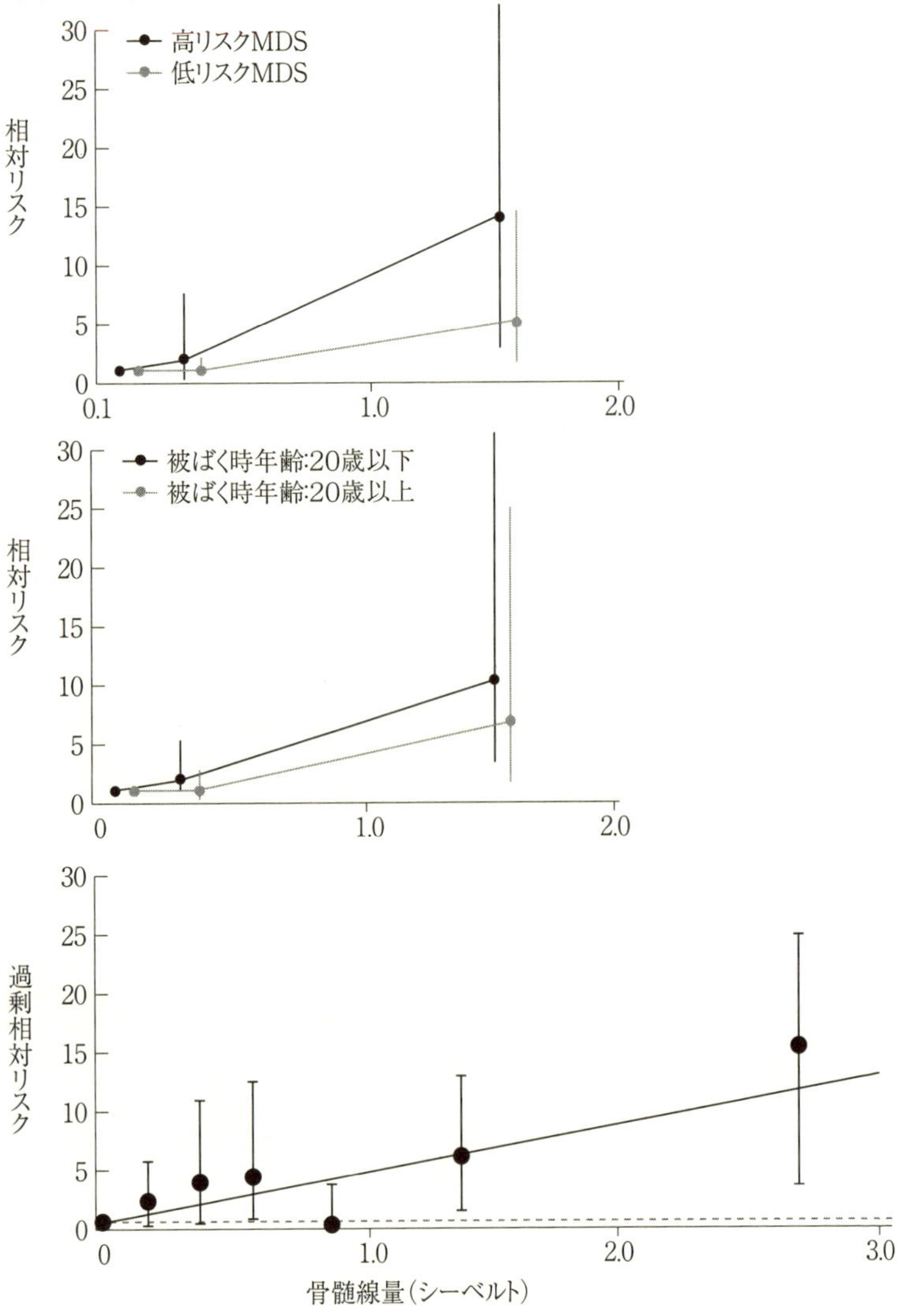

Iwanaga M *et al.*, J Clin Oncol 29: 428-434 (2011)

この図には三種類のグラフが示されている。一番上のグラフは白血病により近いMDSを高リスクMDS、そうでないものを低リスクMDSとして二グループに別け、被ばくとの関係を調べたものである。すると、高リスクMDSのほうが、被ばくによる発症のリスクが高く、対照グループの発症率よりも、低被ばくグループで二倍、高被ばくグループでは十四倍も高まることがわかった。

真ん中のグラフは被ばく時年齢が二十歳以下のグループと二十歳以上のグループでの被ばくの影響を調べたものである。

ここでも被ばく時年齢が若いほうがMDS発症のリスクが高まり、二十歳以下の低被ばくグループでは対照グループと比較して二倍、そして高被ばくグループでは十倍も発症率が上昇することが示された。

一番下のグラフは被ばくと過剰相対リスクの関係である。このグラフから、一シーベルトにつきMDS発症のリスクが四・三倍高まることがわかる。

白血病への移行が高いMDSについても、放射線によりその発症が高まり、とくに若年で被ばくすると、その可能性がさらに高くなるということだ。原爆被災者については、この点での健康管理が重要である。

図Ⅱ-18. 免疫システムへの放射線の急性および晩発性影響

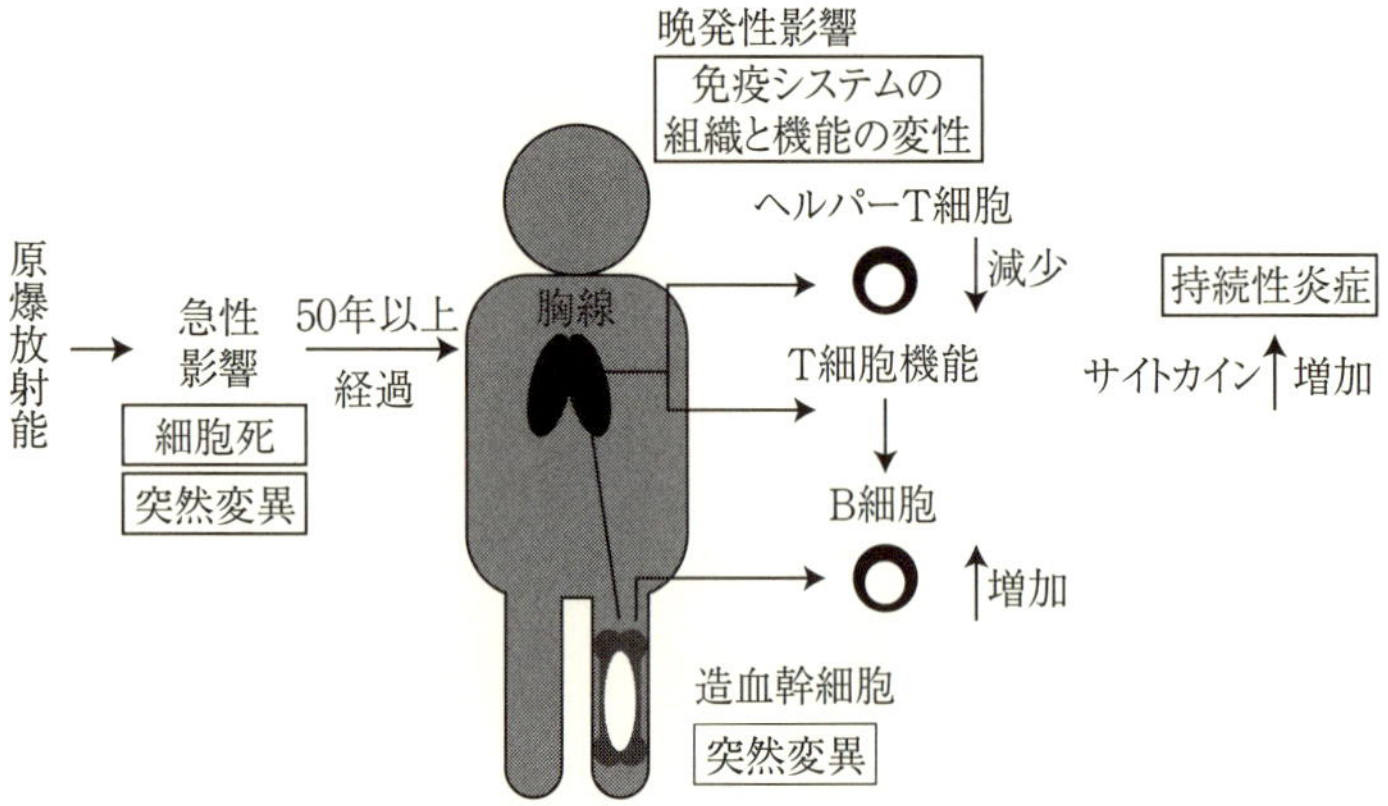

Kusunoki Y and Hayashi T, Int J Radiat Biol 84: 1-14 (2008)

免疫システム

原爆放射線は被ばく者の免疫システムにも悪影響をおよぼす。その有様は図Ⅱ-18のようになる。ここで問題とするのはもちろん被ばく生存者の免疫システムへの放射線の影響であるから、被ばく後、五十年以上経った晩発性影響である。

被ばく生存者の免疫システムは主に放射線による細胞死により、量・反応的な障害をうける。しかし、そのような障害は数カ月後には造血システムとしてほとんど回復すると考えられる。しかしながら、被ばくから五十年以上経っても、リンパ球や造血幹細胞には体細胞突然変異や染色体異常のような被ばくによる遺伝子傷害が残っている。ということで、この図の説明をしよう。

そのような遺伝子・染色体傷害の晩発性影響として、免疫システムの細胞組成とその機能が変化してしまう。その結果、細胞性免疫を担当するT細胞の機能が弱まり、抗体の産生を担当するB細胞の数が増加すると同時に、免疫システムの司令長官ともいえるヘルパーT細胞の数が減少する。

ヘルパーT細胞の減少はどのような疾病の原因となるのであろうか。最近の研究によれば、ある炎症性パラメータについて無症状での正常範囲での変化でも、それが平均値よりも有意にかけ離れていれば、特定の疾患へのリスクを高めるということだ。

そういうことで調べてみると、ヘルパーT細胞の減少はこの図にも示されているように、炎症性サイトカインであるインターロイキン-6と炎症性タンパクであるC-反応性タンパクの上昇と関係があった。つまり、ヘルパーT細胞の減少状態では潜在的な炎症が持続的にくすぶり続けているということになる。また、炎症の過程はアテローム性動脈硬化症の進展に重要である。さらに、C-反応性タンパクの上昇は心筋梗塞、脳卒中および末梢動脈性疾患の発症予測にも有用であることが最近の大規模な疫学研究でも認められている。

図Ⅱ-19. ヘルパーT細胞の割合と心筋梗塞既往歴

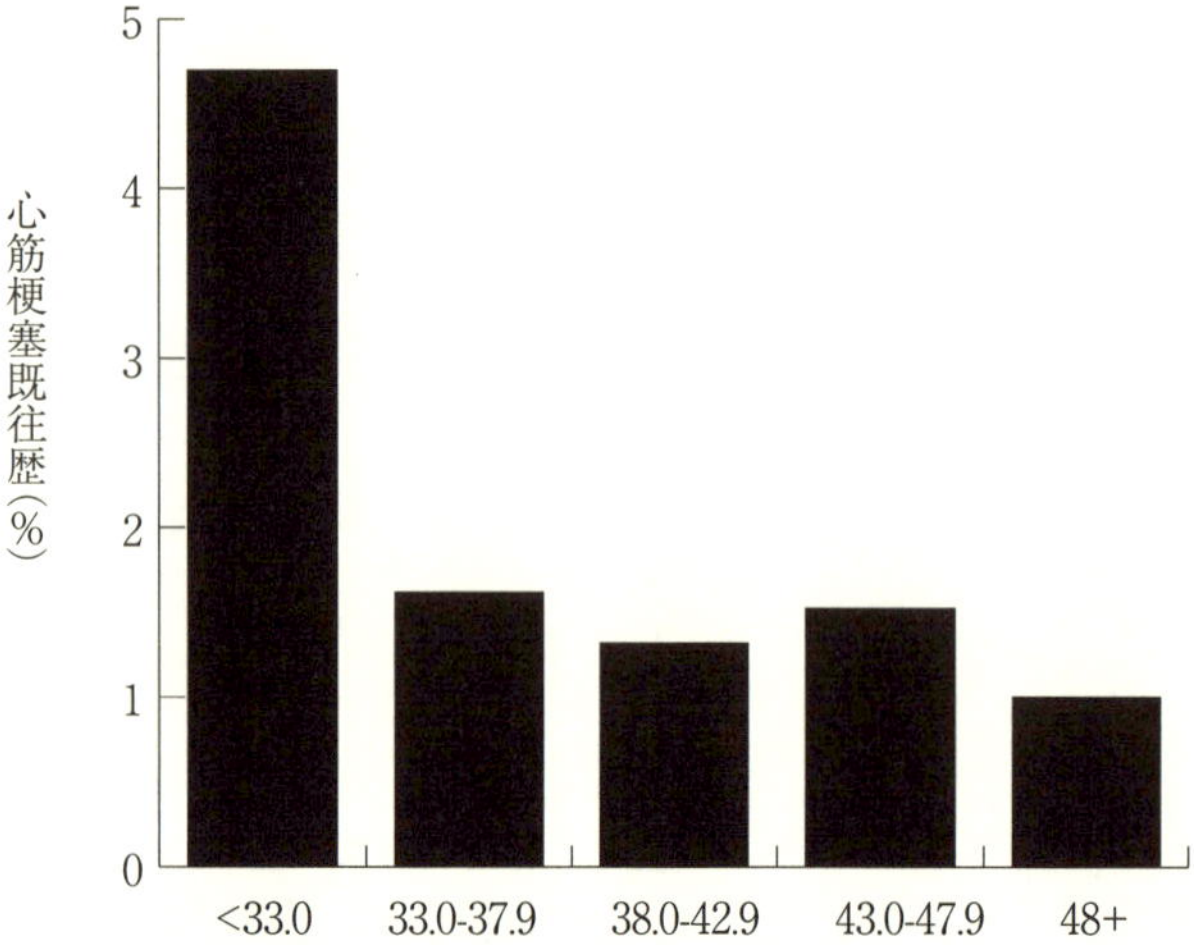

Kusunoki Y *et al.*, Radiat Res 152: 539-543 (1999)

図Ⅱ-19に示すように、実際に原爆被災者でも、ヘルパーT細胞の割合が低いグループのほうが、高いグループよりも心筋梗塞既往歴のあるヒトが三倍以上多かった。

以上の研究結果をまとめると、図Ⅱ-20になる。この図にあるように、原爆被ばくの晩発性影響として、T細胞の恒常性が混乱し、ヘルパーT細胞が減少し、免疫機能が低下する。すると、細菌感染が起こりやすく、結果として、血中のインターロイキン-6やC-反応性タンパクレベルが上昇する。こういう炎症状態が長く続くと、心筋梗塞や脳卒中のよう

図Ⅱ-20. 原爆放射線による疾病発症の免疫学的メカニズム

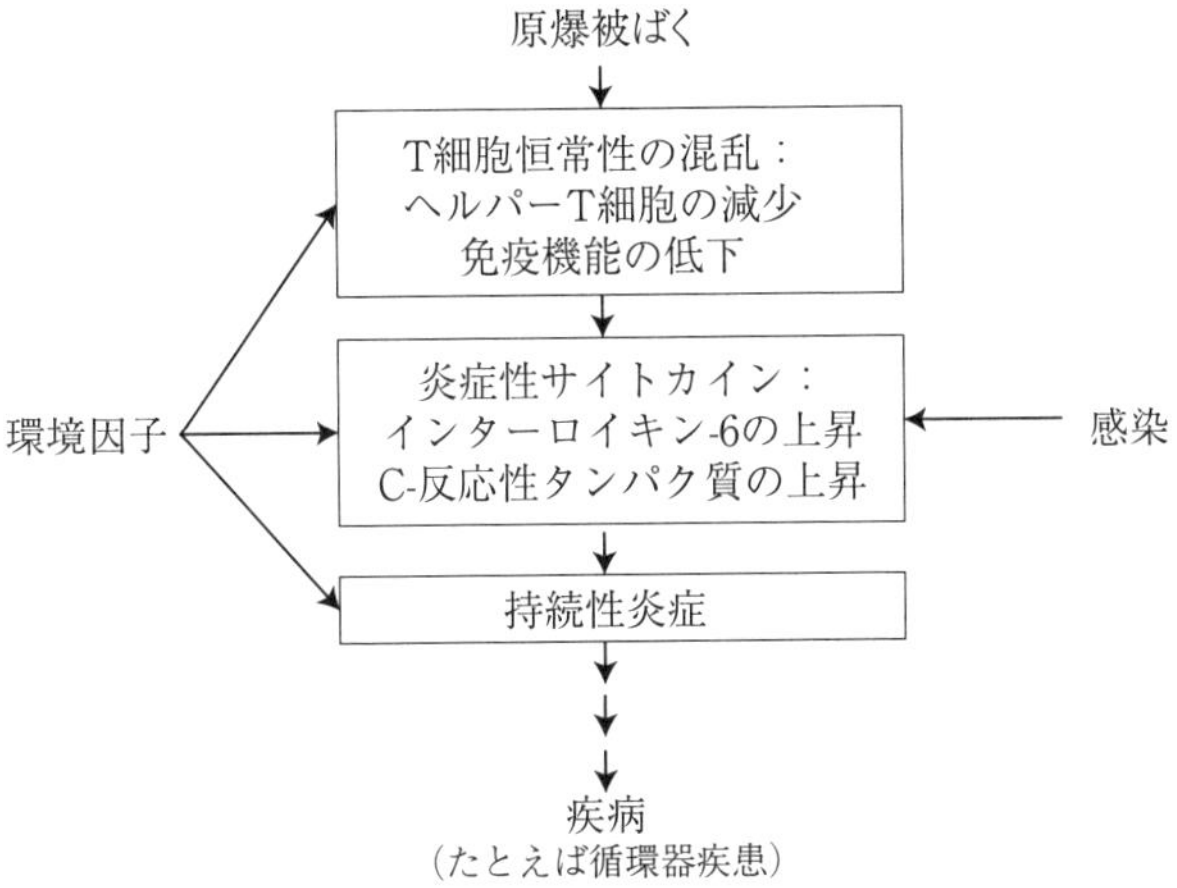

Kusunoki Y and Hayashi T, Int J Radiat Biol 84: 1-14 (2008)

な循環器疾患の発症につながるのである。

もちろん、このような生体内での変化は加齢によっても起こるので、様々な環境因子が関与することでもある。

放射線の晩発性影響として、免疫システムに前述のような変化が起こるということは、我々の健康維持にとってはもっと重要なことを意味している。というのは、我々の健康は主要な三つの生体システム、すなわち、免疫システム、内分泌システムそして神経システムの相互作用によ

図Ⅱ-21. 主要三生体システムの相互作用による恒常性の維持

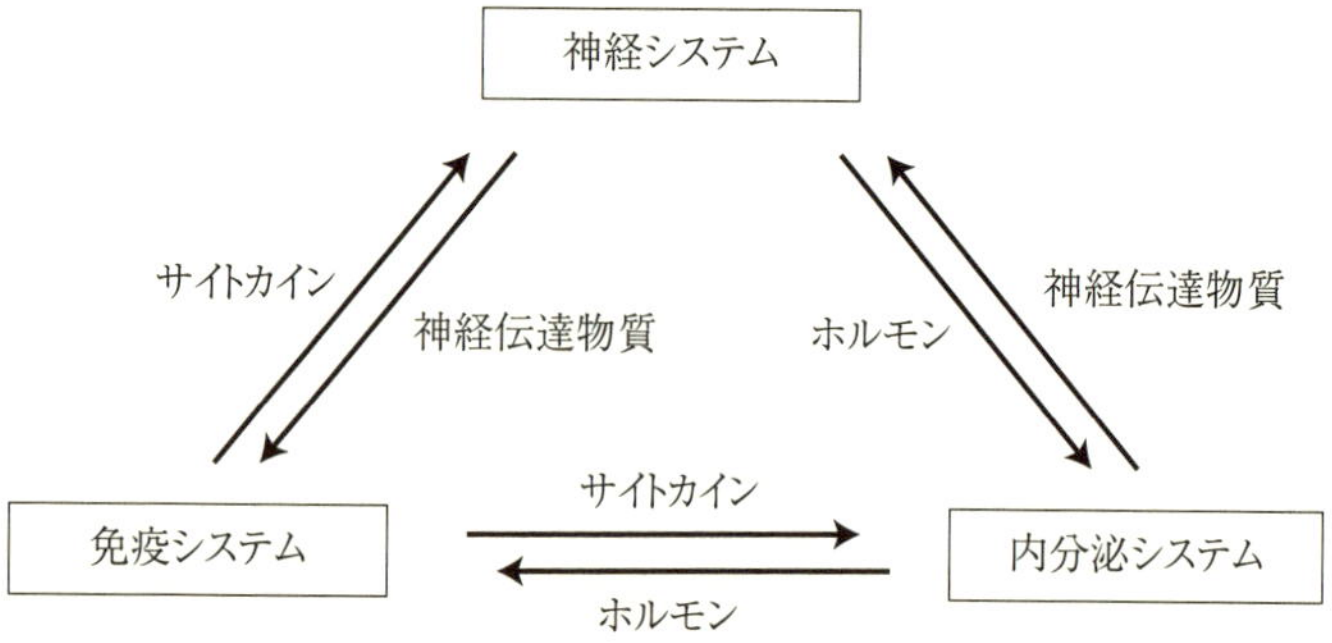

る恒常性の維持により成立しているからだ。このことを図示すると、図Ⅱ-21になる。

この三つの生体システムが図に示したケミカルメディエイター、すなわち、神経システムではアセチルコリンやドパミンやエピネフリンなどの神経伝達物質、内分泌システムでは各種のホルモン、そして免疫システムではインターロイキンやリンフォカインのようなサイトカインによって、相互にクロストークすることにより、全身の恒常性が維持され、ひいては健康のもとになっている。

被ばくにより、免疫システムのインターロイキンに変化が生じるということは、神経システムと内分泌システムにも変化が生じる可能性がある。つまり、被ばくの影響は考えられているよりもはるかに広範なスペクトラムの健康事象に関与しているのであり、この視点からの影響やリスクの評価が必要なのである。

(2) 胎内被ばくによる障害

受精卵が発生・分化・成長して胎児となり、妊娠四十週、約二百八十日という短期間で、体重約三〇〇〇グラム、身長約五〇センチメートルにまで成長した新生児がこの世に誕生する。このすさまじいスピードで発生・分化・成長している受精卵から胎児の時期が化学物質に対しても、放射線に対しても、もっとも感受性が高く、もっとも影響を受けやすいと考えられる。この項では、ヒトのライフステージの一番最初の時期における放射線の影響、障害についてお話しする。

〇歳で被ばくした場合、二十歳での身長が一シーベルトにつき男性で一・二センチメートル、女性で二・〇センチメートル低くなることや、胎児期に被ばくした場合、十八歳の時点で一シーベルトにつき身長が二・六五センチメートル低く、体重が二・四六キログラム軽くなることなどが報告されている。つまり、胎児期や誕生まもない頃の被ばくが、その後の身体発育に悪影響を及ぼすのであるが、ここではこの分野については、ここまでとしておく。そして、脳へのダメージと固形ガンの発症、突然変異の誘発についてお話しする。

① 脳へのダメージ——精神遅滞

胎児期被ばくと重度精神遅滞発症の関係を示すと、図Ⅱ-22のようになる。ここでいう重度精神遅滞とは簡単な計算ができない、簡単な会話ができない、自分自身の身のまわりのケアができない、そして手のほどこしようがないほど自立できていない状態であり、こういう診断が十七歳以前になされている場合をいう。

この研究では、被ばくの時期を四つの在胎週齢に分けて、重度精神遅滞の発症を調べている。すなわち、〇～七週齢、八～十五週齢、十六～二十五週齢、そして二十六週齢以後である。また、子宮線量で〇・〇一シーベルト以下を被ばくしていない対照グループとしている。この対照グループでの重度精神遅滞発症率は〇・八パーセントであった。

図からわかるように、被ばく線量が増加すると、重度精神遅滞発症率も上昇する。しかし、この発症は被ばく時在胎週齢により、感受性が大いに相違している。放射線への感受性がもっとも高いのは八～十五週齢の胎児で、この場合の発症率は一シーベルトあたり約

図Ⅱ-22. 胎児期被ばくによる重度精神遅滞の発症

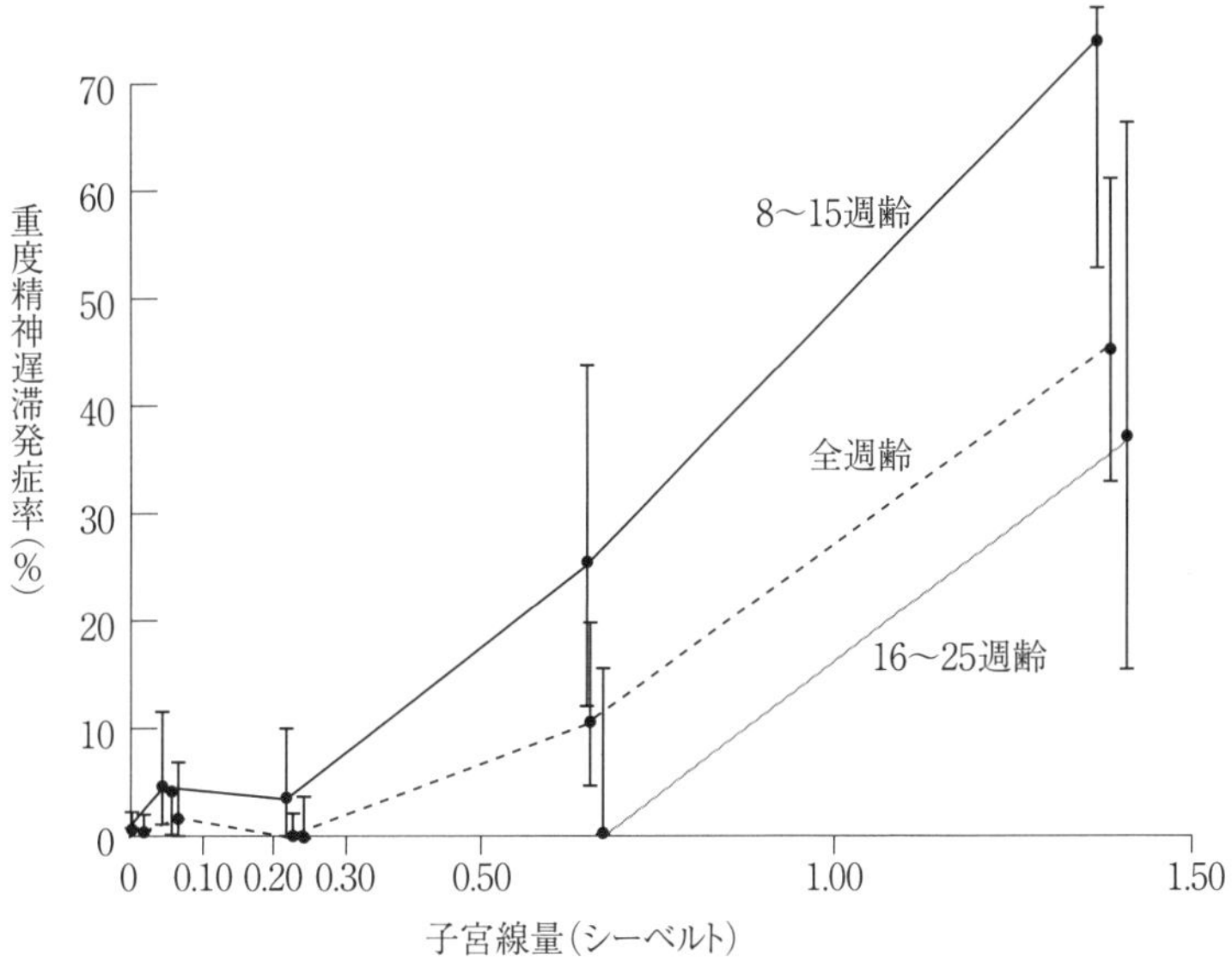

注)縦線は90パーセント信頼区間

Otake M *et al.*, Cong Anom 29: 309-320 (1989)

四三パーセントであった。次に放射線への感受性の高いのは十六〜二十五週齢の胎児であるが、〇〜七週齢と二十六週齢以後では重度精神遅滞の発症は認められなかった。

このように、発達中の胎児の脳の放射線への感受性は八〜十五週齢でもっとも高く、ついで十六〜二十五週齢であり、妊娠初期と二十六週齢以後では放射線への脳の感受性が低く、重症のダメージは受けないようだ。このような傾向は知能指数（ＩＱ）でも認められるのであろうか。

母親が妊娠中に被ばくした広島と長崎の十歳から十一歳の学童について、ＩＱ検査が行なわれた。その結果を図Ⅱ-23に示す。

この図から、胎児期被ばく全体でも被ばく線量の増加にともなってＩＱが低下しているが、とくに八〜十五週齢で、この傾向がもっとも顕著であり、次がやはり十六〜二十五週齢であった。〇〜七週齢と二十六週齢以後ではこのような傾向は認められない。

ＩＱへの放射線の影響でも、前述の重度精神遅滞の発症と同様に八〜十五週齢で、その線量・影響関係がもっとも明確であり、一シーベルトあたりのＩＱの低下は二五〜三〇ポイントであった。また、同年齢の学業成績についてもＩＱと同様の傾向であった。

胎児期の被ばくによるてんかんやけいれんのような発作性疾患の発症についても、やは

図Ⅱ-23. 胎児期被ばくによる知能指数への影響

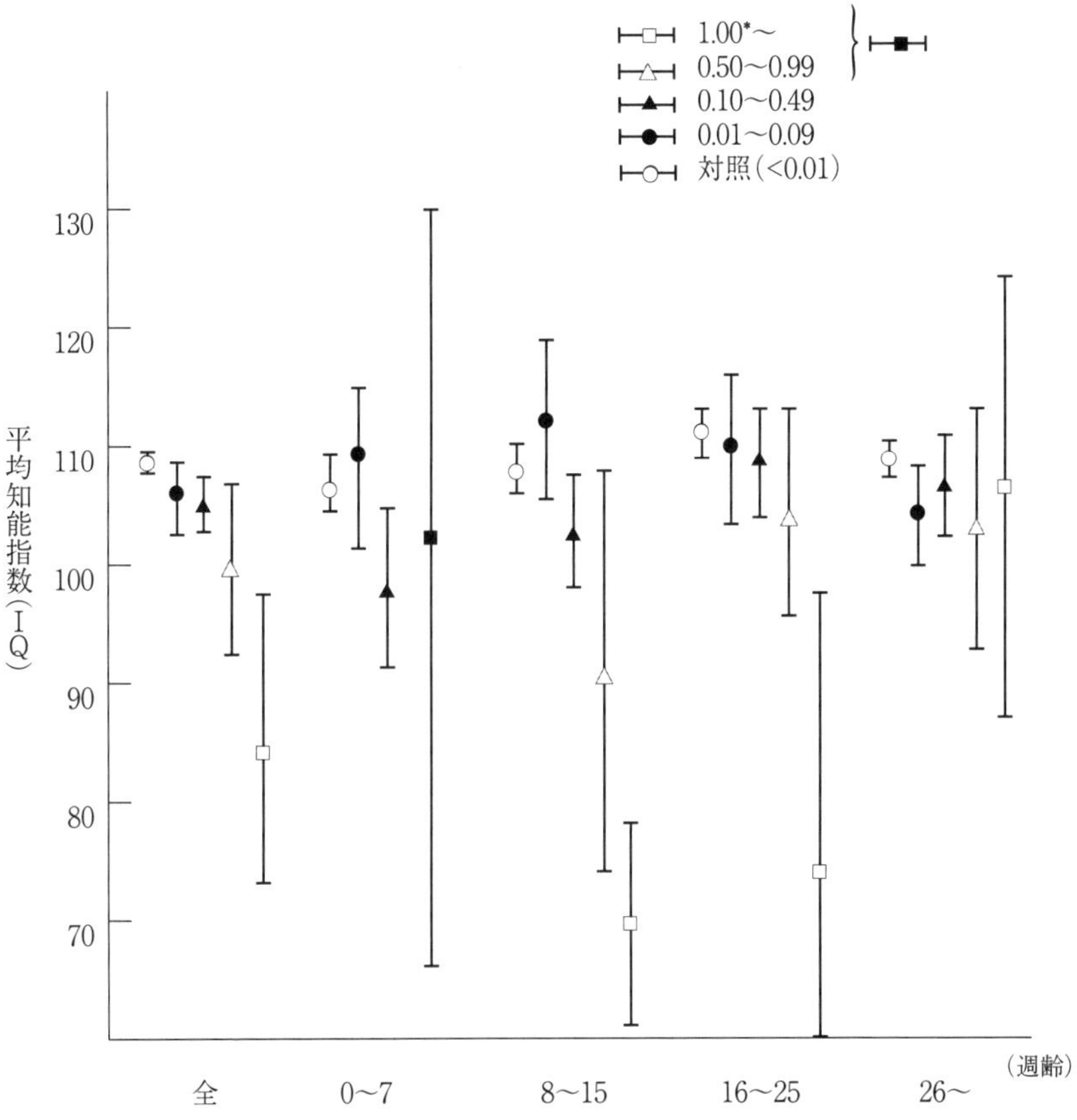

*:子宮線量で、単位はシーベルト
注)縦線は90パーセント信頼区間

Otake M *et al.*, Cong Anom 29: 309-320 (1989)

り八〜十五週齢の時期にのみ、線量・影響関係が認められたが、その他の時期には認められなかった。

妊娠初期は細胞分裂がさかんに行なわれ、臓器・器官が形成されるもっとも重要な時期である。臓器・器官により、多少の相違はあるが、そのほとんどが十二週齢までに形成される。したがって、この時期に有害作用を受けると、外見でわかる重度の形態奇形を発症する。一方、中枢神経系は六週齢頃から発達しはじめるので、八〜十五週齢の頃が放射線への感受性がもっとも高く、今回の研究結果のような重篤な、外見ではわからない体内の機能奇形を発症するのであろう。このような放射線の影響は、低下はするものの、その後の十六〜二十五週齢でも起こる。しかし、二十六週齢以後の胎児では、その影響はもはや認められなかった。この程度の放射線被ばくの場合、胎児への影響は形態形成期よりも、機能発達期に極めて大きいようだ。

この程度の被ばくというけれども、一シーベルトというのは決して少ない被ばくではない。むしろ、相当の被ばくである。だから、正しくは、これほどの被ばくを受けても形態奇形が発症しないとなろう。形態奇形はいわゆる先天異常のことだが、ヒトでは放射線での先天異常は確認されていない。ヒトの胎児はそのような重篤な障害からとくに守られているのかもしれない。終りの章で述べるけれども、ヒトなどの哺乳類の母乳にはラクトフェリンという放射線による障害を防護する化学物質が含まれている。ヒトでは乳児だけでなく、胎児もほかの哺乳類よりも放射線障害から守られているのかもしれない。

しかし、この章の最後で指摘するように、放影研での原爆被災者の追跡調査研究には重大な欠陥がある。だから、そのことも踏まえて、考えねばならない。

② 固形ガン

原爆の胎内被ばくによる白血病発症症例は今のところ少ないので、線量・影響関係を解析できるレベルにない。ということで、ここでは胎内被ばくによる固形ガン発症について述べる。また、六歳までに被ばくした子ども（早期小児期被ばく）の固形ガン発症についても、胎内被ばくとの比較という観点から、合わせてお話しする。

両グループの追跡調査は一九九九年十二月三十一日まで行なったが、それ以前にガンと診断されたり、死亡したり、五十五歳になったりした場合には、その時点で、その人の追跡調査は終了する。このようにして、胎内被ばくグループでは二四五二人中九四人が、そして早期小児期被ばくグループでは一万五三八八人中六四九人がガンと診断された。両グループには被ばくしていないと考えられる対照グループがいるが、それは〇・〇〇五シーベルト以下の被ばくレベルである。

胎内被ばくによるガン発症率の過剰相対リスクと被ばく線量の関係は図Ⅱ-24のようになった。

この図の黒丸は被ばく線量が〇・〇〇五シーベルト以下の対照グループから、それぞれの被ばく線量グループの胎児が五十歳になったときの固形ガン発症の過剰相対リスクを各グループの平均被ばく線量との対応で示している。また、実線は散在する黒丸が、つまり、被ばく線量と固形ガンの発症の量・影響関係がもっとも直線にフィットするように推測した場合のものであり、太い破線は散在する黒丸がスムーズな線関係になるように推測した場合のものである。そして、細い破線は太い破線の九五パーセント信頼区間を示している。

すると、胎内での被ばくが多くなるほど、固形ガン発症のリスクも上昇することがわかる。もう少し具体的にいえば、一シーベルトあたりの過剰相対リスクは〇・四二であり、五十歳での過剰発症率は一〇〇〇〇人年一シーベルトあたり六・八人となる。これが早期小児期被ばくの場合だと過剰相対リスクは一シーベルトあたり一・七で、五十歳での過剰発症率は一〇〇〇〇人年一シーベルトあたり五六人となる。

図Ⅱ-24. 胎児期被ばくによる固形ガン発症率の上昇

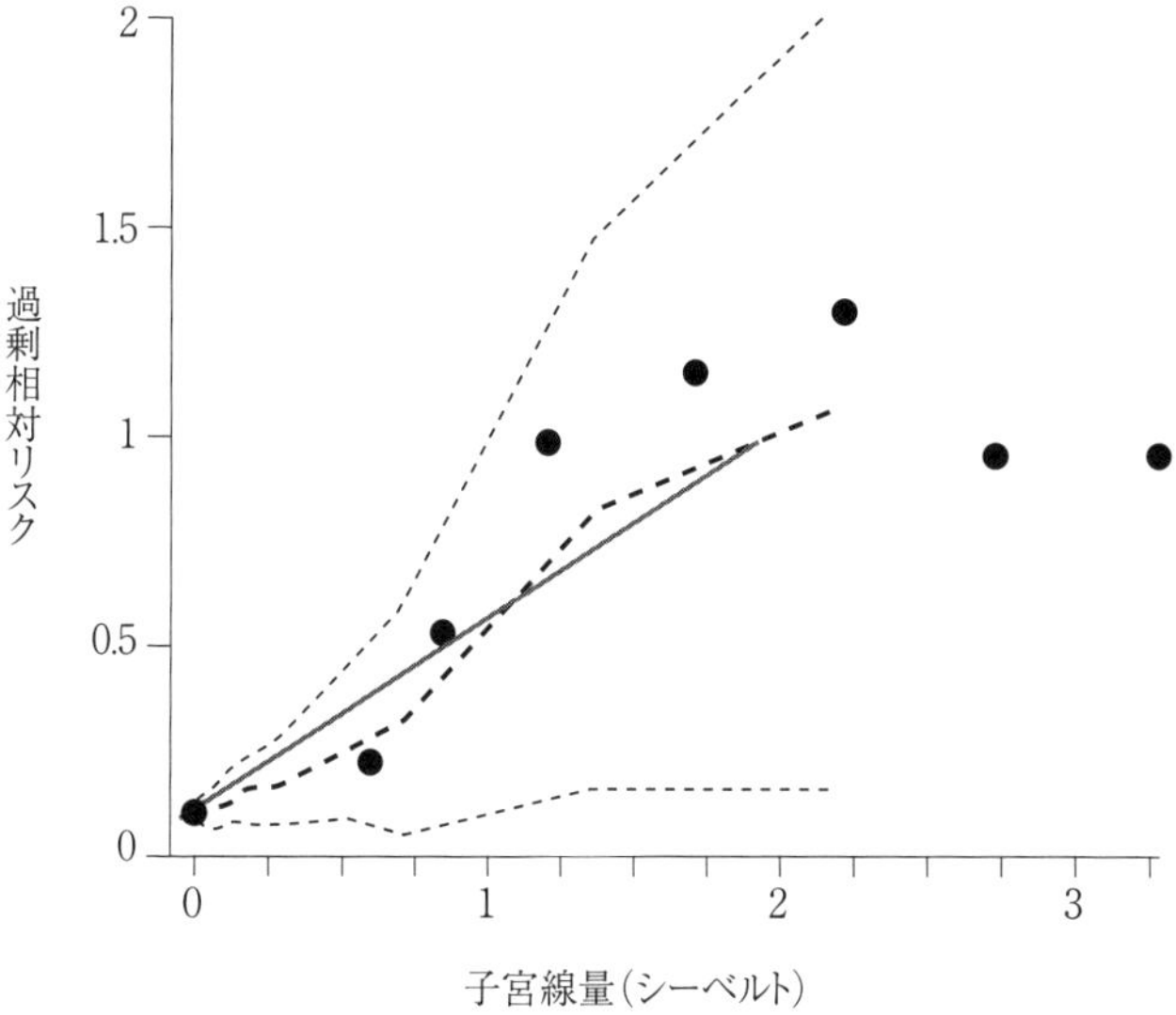

Preston DL *et al.*, J Natl Cancer Inst 100: 428-436 (2008)

胎内被ばくよりも、早期小児期被ばくのほうが五十歳での固形ガン過剰発症率は八倍ほど高くなっている。しかし、すでに述べたように、胎内被ばくグループの人数が早期小児期被ばくグループの約一六パーセントしかなく、固形ガン発症者も多くない。白血病発症の問題も含め、今後も追跡調査を継続し、より正確な解析を行なう必要がある。

③ 遺伝子の突然変異

この研究ではいくつかのミニサテライト遺伝子――高変異反復列遺伝子のことで、臨床的には遺伝性疾患における原因遺伝子解析の際のマーカーとなる――を用いている。この遺伝子グループは遺伝的に不安定で、自然発生する突然変異率が高いので、比較的少数のグループでも放射線の遺伝子への影響――たとえば、ＤＮＡの配列の変化や切断など――が調べられる、ということである。

両親のうちどちらかが原爆被災者である子どもと、被ばくしていない両親の子どもの末梢血リンパ球をある種のウィルスを用いて培養細胞としたものから遺伝子、つまりＤＮＡを抽出し、ミニサテライト遺伝子座の突然変異を調べた。両親とも被ばくしていない対照グループの被ばく線量は〇・〇一シーベルト以下であり、被ばくグループのうち、父親が

表II-6.原爆被ばくとミニサテライト遺伝子座における突然変異

ミニサテライト遺伝子座	被ばくグループ(A) 突然変異数	被ばくグループ(A) 検査数	被ばくグループ(A) 突然変異率（%）	対照グループ(B) 突然変異数	対照グループ(B) 検査数	対照グループ(B) 突然変異率（%）	差(A-B) (95%信頼区間)
父親							
CEB 15	0	30	0	5	89	5.6	
CEB 25	1	30	3.3	4	89	4.5	
CEB 36	0	30	0	1	89	1.1	
MS 31	0	30	0	0	89	0	
MS 32	2	30	6.7	1	87	1.2	
B 6.7	3	30	10.0	4	89	4.5	
CEB 1	4	30	13.3	10	88	11.4	
MS 1	1	30	3.3	8	89	9	
合計	11	240	4.6	33	709	4.7	-0.07% (-2.89%, 3.36%)
母親							
CEB 15	0	32	0	1	87	1.1	
CEB 25	0	32	0	1	87	1.1	
CEB 36	1	32	3.1	1	87	1.1	
MS 31	0	32	0	0	87	0	
MS 32	1	32	3.1	0	87	0	
B 6.7	0	32	0	0	85	0	
CEB 1	0	32	0	0	87	0	
MS 1	0	32	0	3	87	3.4	
合計	2	256	0.8	6	694	0.9	-0.08% (-1.36%, 1.62%)

Kodaira M *et al.*, Radiat Res 162: 350-356 (2004)

被ばくしている場合の平均被ばく線量は一・六三シーベルトで、範囲は〇・七三〜二・四七シーベルトであった。また母親が被ばくしている場合の平均被ばく線量は一・三四シーベルトで、範囲は〇・〇二〜二・七五シーベルトであった。

この研究結果を表Ⅱ-6に示す。ミニサテライト遺伝子として、八種の遺伝子座での突然変異が調べられている。被ばくしたのが父親の場合、被ばくグループと対照グループの突然変異率の合計はそれぞれ四・六パーセントと四・七パーセントでまったく差がない。また、母親の場合も、それぞれ〇・八パーセントと〇・九パーセントで、これもまたまったく差が認められない。つまり、被ばくによる子どもでの突然変異の上昇はいずれの遺伝子座でも認められなかったのである。

実際に調べられたDNAは血液のリンパ球培養細胞のものであるが、放射線の被ばくにより、父親か母親の生殖細胞、つまり、精子か卵子のミニサテライト遺伝子座でDNAへの損傷が起こっていれば、それは子どものすべての細胞に発現される。したがって、当然、リンパ球細胞でも検出されることになる。だから、この研究は正確には胎内被ばくとはいえない。しかし、生殖細胞系の遺伝子への放射線の影響は、次世代への直接的影響ということになるので、この項でとりあげた。

同じような研究がチェルノブイリ原発事故での被ばく者についても行なわれている。この研究結果は、さきの原爆被災者の研究結果とはまったく相違している。

血液を提供した子どもたちはベラルーシ共和国モギリョフ州のチェルノブイリから二〇〇～三〇〇キロメートル離れた田舎町に住む被ばくした両親から一九九四年二月～九月に生まれている。出生直後に採血されているので、この子どもたちのリンパ球細胞で生じている突然変異は両親の生殖細胞で起こっていたと考えていい。

この研究結果を図Ⅱ‐25に示す。この研究でも、先ほどの放影研の研究で用いられたミニサテライト遺伝子座のうち、ＭＳ1、ＭＳ31、ＭＳ32、そしてＣＥＢ1が使用されている。血液提供者一人ひとりの正確な被ばく線量は不明だが、各家族の居住地域のセシウム一三七による汚染レベルとチェルノブイリ原発事故による全放射性降下物による汚染レベルとが非常によく相関することがわかっている。それで、この研究では、個人の被ばく線量を居住地域のセシウム一三七による汚染レベルで代表している。また、ベラルーシ共和国全体が放射性物質で汚染されているので、被ばくしていない対照グループは被ばくグループの子どもの性とマッチングさせた英国の家族としている。

すると、図Ⅱ‐25のｂに示されているように、突然変異率は対照グループが一人の子供

図Ⅱ-25. 被験者家族居住地域の放射性降下物による土壌汚染分布と突然変異率

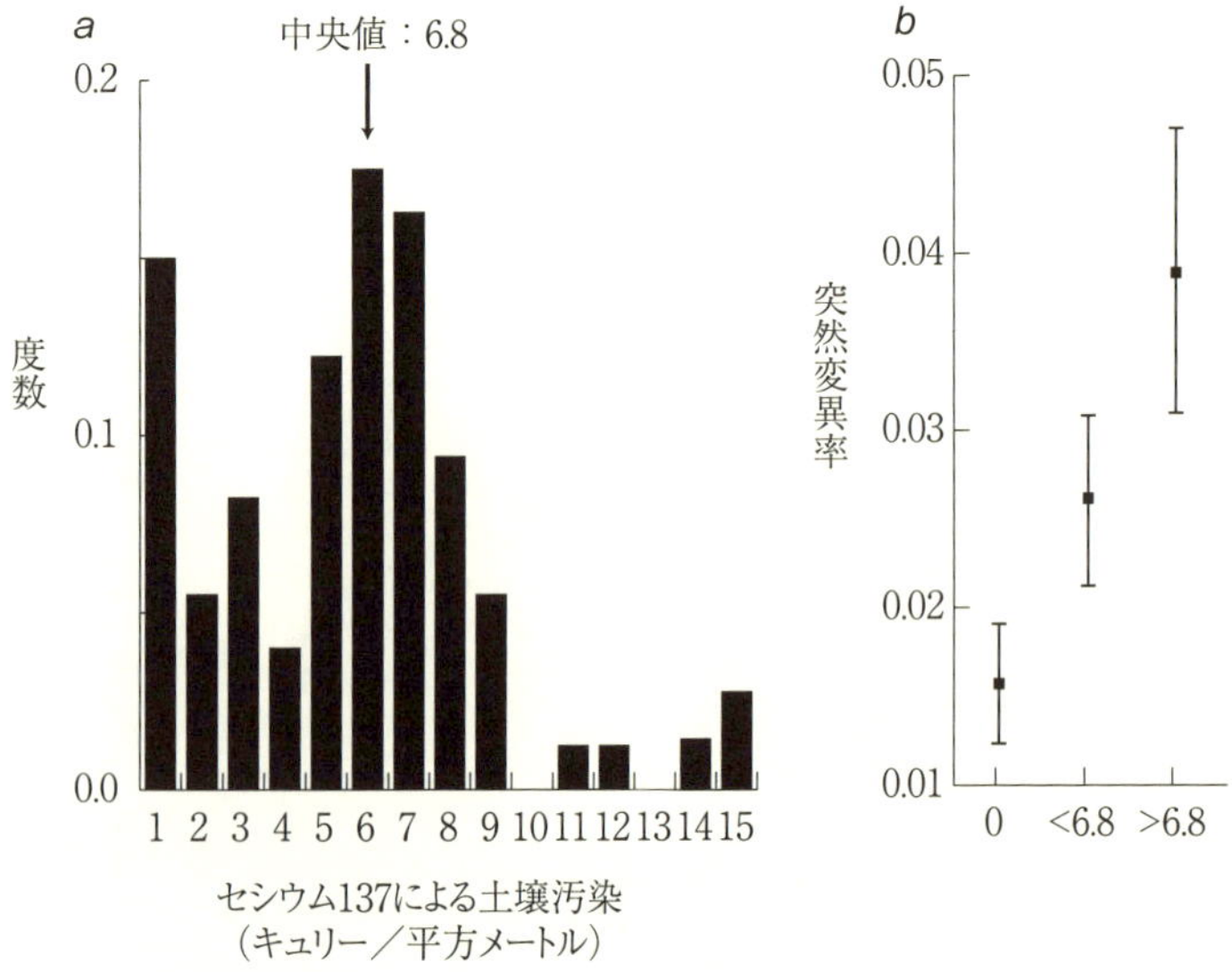

Dubrova YE *et al.*, Nature 380: 683-686 (1996)

につき〇・〇一五四であるのに対して、セシウム一三七による土壌の汚染レベルがその中央値である一平方キロメートルあたり六・八キュリー以下の地域に住む子供では〇・〇二五九となり、さらに六・八キュリー以上の土壌汚染地域に住む子供では〇・〇三九〇となった。つまり、土壌汚染レベルに比例して、DNAの配列の変化や切断が一・七倍、二・五倍と上昇したのである。このような損傷により、種々様々な健康障害が生ずる。たとえば、ガンの発症とか先天異常の発生である。このような健康障害がこれらの子どもで一・七倍から二・五倍高くなる可能性があるということだ。ここで、二つの問題点について指摘せねばならない。

第一は、モギリョフ州の家族の被ばく線量が、原爆被災者の被ばく線量よりもはるかに低いということである。すでに述べたように、放影研の研究では、被ばくしていない対照グループの被ばく線量は〇・〇一シーベルト、つまり一〇ミリシーベルト以下であり、被ばくグループでは父親と母親の平均被ばく線量はそれぞれ一・六三シーベルトと一・三四シーベルト、つまり一六三〇ミリシーベルトと一三四〇ミリシーベルトであった。ところが、モギリョフ州の両親の被ばく線量はセシウム一三七に対する慢性的外部および内部被ばくとして、年間五ミリシーベルト以下なのである。チェルノブイリ原発事故は一九八六年に起こっているので、採血を行なった一九九四年までの八年間の合計線量としても四〇ミリシーベルト以下なのだ。つまり、この被ばく線量は、放影研が行なった研究の対照グループのものよりは四倍ほど高いが、被ばくグループよりは三十分の一から四十分の一も低いのである。このような低線量の被ばくにより、子どもの遺伝子に突然変異が、しかも量・影響関係をもって、証明されたということである。

第二は、現在問題になっている福島の原発事故に関連する現実問題である。モギリョフ州の研究では、セシウム一三七による土壌汚染レベルが一平方キロメートルあたりのキュリー数で示されているが、これを現在使用されている一平方メートルあたりのベクレル数に換算してみる。一キュリーは三・七×10^{10}ベクレルであり、一平方キロメートルは10^{6}平方メートルであるから、一平方キロメートルあたり六・八キュリーというのは、一平方メートルあたり二・五×10^{5}ベクレル、つまり、二五〇キロベクレルになる。

この一平方メートルあたり二五〇キロベクレルというモギリョフ州の中央値の汚染レベルを、福島原発から北西へ三九キロメートルの場所にある福島県飯舘村の土壌汚染レベルと比較してみる。飯舘村の放射性物質による土壌汚染調査は京大原子炉実験所の今中哲二らにより行なわれた。この調査結果を表Ⅱ-7に示す。この調査は二〇一一年三月二十九

表Ⅱ-7.福島県飯舘村の主要放射性物質による土壌汚染

核種	半減期	放射能汚染密度（キロベクレル／平方メートル）				
		臼石	佐須	山津見神社	村役場	曲田
ヨウ素131	8日	2388	2281	1941	1560	3622
セシウム134	2年	894	705	507	588	2129
セシウム137	30年	1046	838	590	740	2217

今中哲二ら，科学 81: 594-600 (2011)

日に行なわれているので、原発事故が起こってから十八日目の土壌汚染ということになる。

飯舘村役場付近で二五〇キロベクレルの約三倍、もっとも汚染レベルが高かった曲田では約九倍に達している。このような汚染状況があと何年か続けば、村民の子供にベラルーシ共和国モギリョフ州での研究でわかったような、突然変異が生じてもおかしくないのである。

さらに、モギリョフ州の研究での土壌汚染の中央値一平方キロメートルあたり六・八キュリーという汚染密度は、これを今中が科学に発表した論文と同じ手法により、地表一メートルでの空気吸収線量率、つまり毎時マイクログレイ値に換算し、これを空間放射線量率、つまり毎時マイクロシーベルト値とみなすと、毎時〇・五四八マイクロシーベルトとなる。

福島の原発事故から三カ月が経過した福島を中心とした地域での大気中の放射線量を示すと図Ⅱ-26となる。

この図の大気中放射線量を、さきほどの毎時〇・五四八マイクロシーベルトと比較すると、福島、飯舘、郡山、浪江では事故から三カ月経ってもまだ、その何倍も汚染されている。浪江の大気汚染はもっともひどくて、毎時一八・〇マイクロシーベルトで三十三倍も高い。福島市が一・二六マイクロシーベルトで二・三倍、飯舘で二・八四マイクロシーベルトで五・二倍、郡山で一・二九マイクロシーベルトで二・三倍である。

この図にはさらに、事故直後の大気中放射線量の最大値も示されている。この最大汚染レベルをモギリョフ州の中央汚染レベルと比較すると、新宿、さいたま、つくば、宇都宮、日立、東海、水戸などもその値をはるかにオーバーしている。

以上のことはひとたび原発事故が起これば、その放射能汚染がいかに広範に、しかも高濃度で継続するか、ということを示している。そして、その影響は、遺伝子の突然変異という形で、次の世代までもまき込む重大問題なのである。

ここで再び第一の問題点に戻る必要がある。というのは、原爆被災者での研究結果とモ

図Ⅱ-26. 福島原発事故から三カ月が経過した各地の大気中放射線量

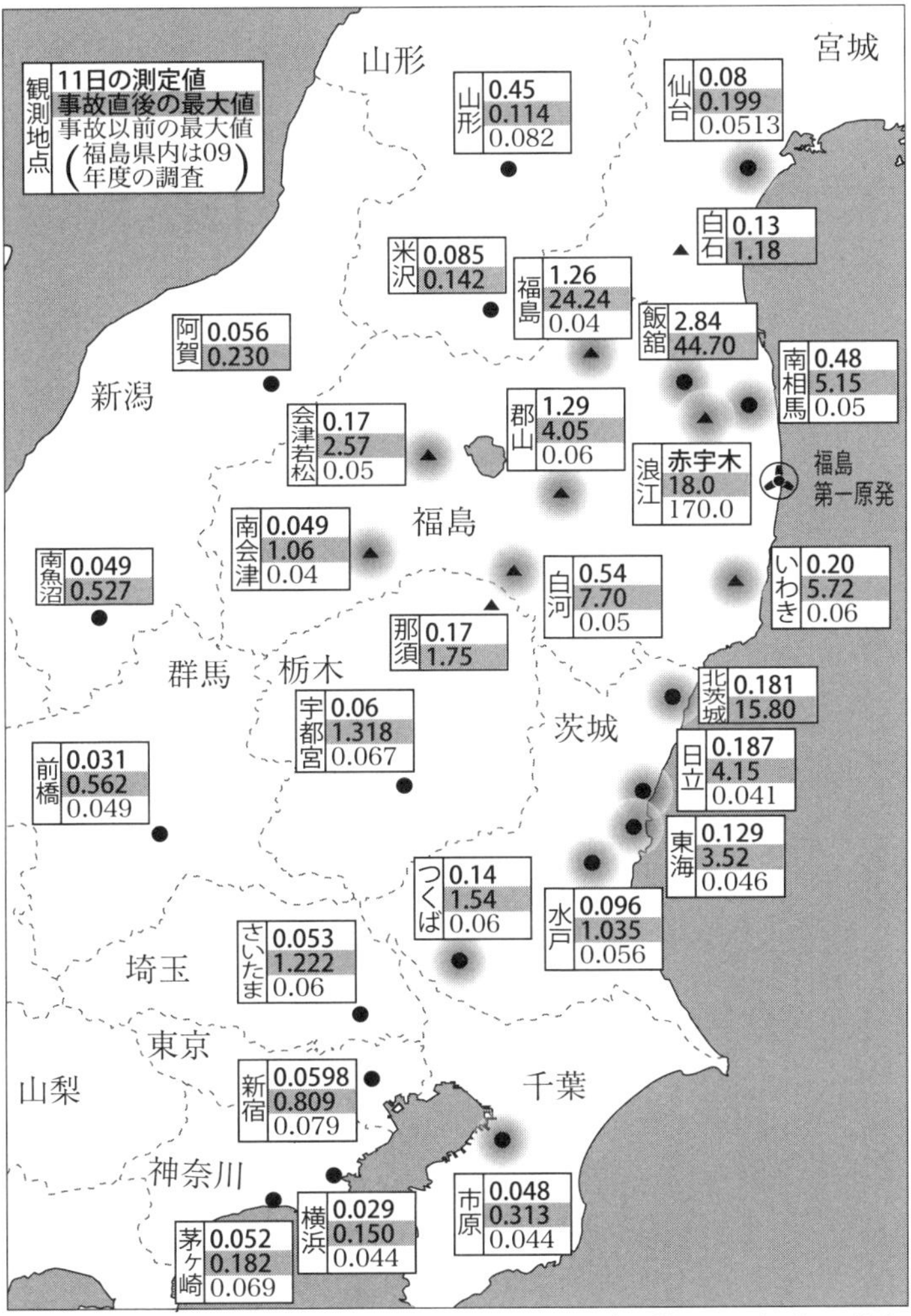

（単位:毎時マイクロシーベルト）　　朝日新聞 2011年6月12日付け

ギリョフ州での研究結果があまりにもちがいすぎるからだ。この原因には、原爆被災者の追跡調査研究そのものが、その根本のところで抱えている重大な欠陥があるからかもしれない。次の項では、この問題を取り上げる。

(3) 原爆被災者の追跡調査研究の問題点

広島と長崎の原爆被災者についての追跡調査研究から得られるデータは、放射線による人体影響に関する基礎データとして広く信用され、放射線被ばくの規制値設定のための根拠として用いられている。しかし、前項で述べたように、この研究データには、その根本のところで大きな欠陥があり、そのために、放射線被ばくによるヒトへの影響評価やリスク評価が真実の姿を捕えていない可能性がある。そのことについて、最初に報告したのはイギリスのG・W・ニールとA・M・スチュワートで、一九七八年のことだ。

彼らは小児ガンについてのオックスフォード調査において、網内系――この系の働きは血液から不溶性の粒子や抗原を取り除くことのほかに、免疫原刺激に対して、非常にたくさんの炎症メディエータを産生する――にガンが発生した場合、それが臨床的に診断される前に免疫能が低下する。その結果、感染症などで死に至ると、網内系ガンの真の罹患率を知ることがむずかしくなることに気がついた。原爆被災者でも、感染症による死亡率が高く、そのために放射線被ばくとガン発症の真の関係を研究する集団として、原爆被災者はまったく不適当であると考えた。そして、彼らは放影研が発表しているデータをもとに、それらを異なった視点から再配列して、グラフ化したのである。その第一が図Ⅱ‐27である。

この論文については、その重要性にかんがみ、当時、広島大学理学部物性学教室助教授であった桜井醇児が一九八五年六月号の科学に『放射線被曝障害の見直し――スチュワートとニールの問題提起――』と題する論文を話題のコーナーに報告している。以下では桜井の解釈もまじえながら、放影研での調査研究の根本的問題について、解説する。

まず、この図の説明である。この図では放射線量がラドとなっている。一〇〇ラドは一グレイであるから、これまでの考え方で統一すれば、一シーベルトでもある。つまり、この図の横軸は〇から五シーベルトということになる。

被ばく量〇シーベルトのグループではガンによる死亡でも、ガン以外の原因（非ガン）による死亡でも、実測死亡数と期待死亡数――対照グループ、つまり被ばく量〇シーベル

図Ⅱ-27. 原爆被災者の1950〜1978年におけるガンと非ガンによる死亡

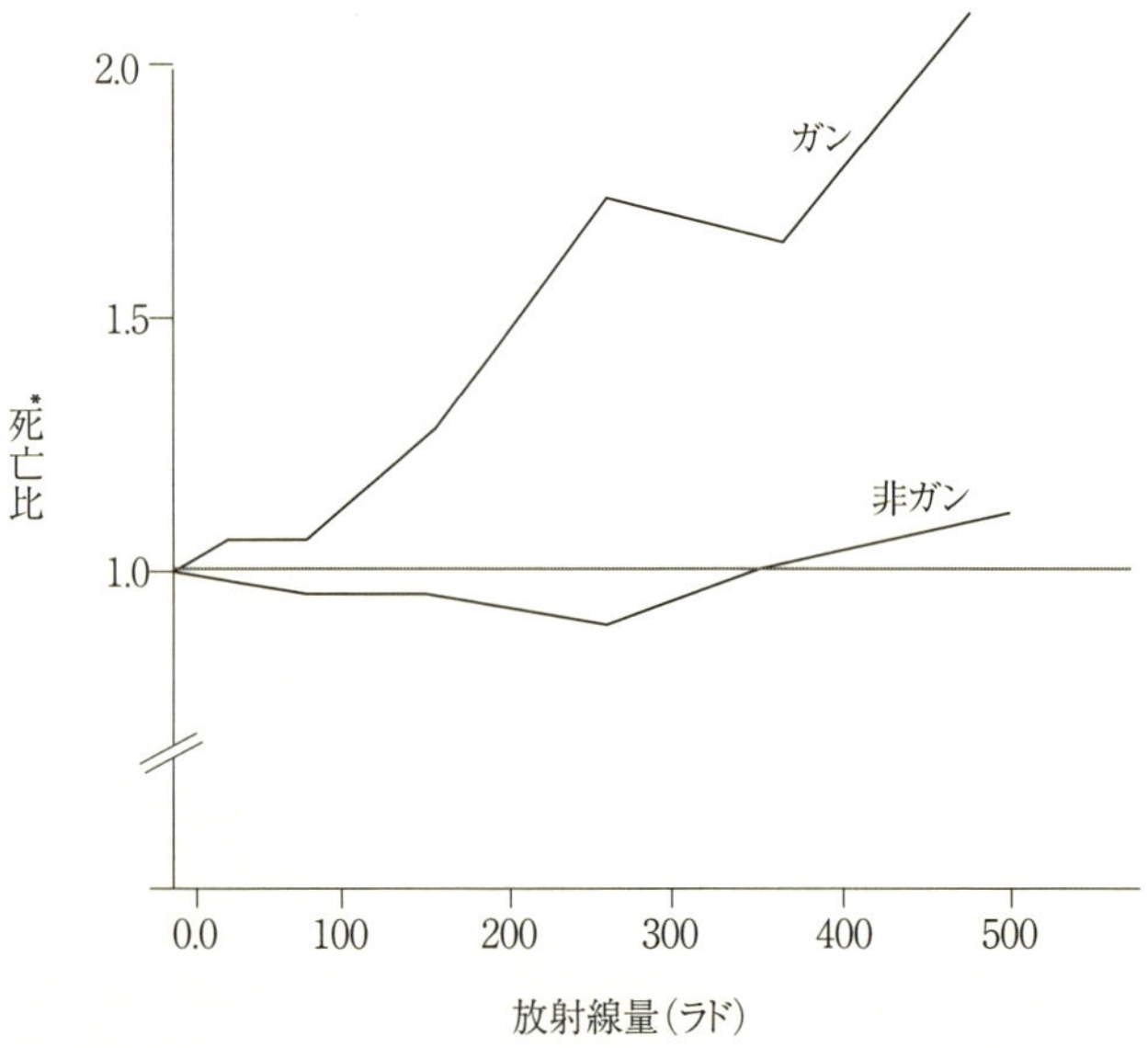

*:実測死亡数／期待死亡数

Stewart AM and Kneale GW, J Epidemiol Community Health 38: 108-112 (1984)

トのグループの死亡率で死亡すると仮定した場合の被ばくグループの推定死亡数——がほぼ同じであるから、死亡比つまり、実測死亡数／期待死亡数は一・〇となっている。ガンによる死亡では、被ばく量に比例して死亡比が上昇し、四〇〇ラド以上では約二・〇、つまり、期待死亡数のおよそ二倍のヒトがガンで死亡している。以上のことは、被ばく量に応じて、ガンによる死亡が多くなり、四〇〇ラド以上では対照グループと比較して、放射線により、ガンによる死亡率が二倍高くなることを意味する。ところが、非ガンによる死亡では三五〇ラドまでは、死亡比は一・〇以下、つまり、実測死亡数が期待死亡数よりもやや少なく、四〇〇ラド以上でやっと一・〇を越える。このように非ガンによる死亡では、被ばく量との量・影響関係は認められなかった。

この結果は放影研が主張するように、ガン以外の死亡については放射線被ばくとは関係がないように見える。しかし、スチュワートとニールは、このような結論は誤っているだけでなく、この図から一般人に対する被ばくによるガンの危険率を直接評価することもできないと主張する。

まずは、ガンによる死亡の問題である。放影研が原爆被災者の追跡調査をはじめたのが一九五〇年からであるということ、つまり、一九四五年に原爆が投下されてから五年も経ってから研究が開始されたという、この時間的ギャップが問題だというのだ。

彼らが取り上げた放影研のデータは一九五〇年から一九七八年までの二十八年間のものであり、この間に一二万三二一人の対象者のうち、二万三五〇二人が死亡している。このうちガンで死亡したのは四九八二人、非ガンで死亡したのが一万八五二〇人である。この死亡者のうち、〇から五〇ラド未満という低被ばくでの死亡が、ガングループで八四パーセント、非ガングループで八八パーセントと、いずれも大部分を占めている。三〇〇〜四〇〇ラドというのは、表Ⅱ - 1にも示したように、三〇〇〇〜四〇〇〇ミリシーベルト、つまり、三〜四シーベルトの被ばくに相当するが、このような被ばくを受けた人々の約半数は二カ月以内に急性放射線障害により死亡する。だから、図Ⅱ - 27で、三〇〇ラド以上の被ばく者たちは、きわめて危ない目にあいながら、急性死亡を免れた人々であり、身体的に放射線に対して強く、しかも被ばく後五年以上生き延びた人々でなければ、一九五〇年にはじまった追跡調査の対象者とはなりえないのである。三〇〇ラド以上の被ばくだけでなく、いずれの被ばくレベルであっても、少なくとも被ばく後五年以上の生存者でなければならない。

つまり、原爆による被ばくから五年以上生き延びた人々というのは、この間に死亡した人々に比べれば、放射線に対する感受性が低く、身体的にも強靭であったと考えられる。すなわち、放影研の研究対象者には、一般人と比較して、このような根本的な偏りがある可能性がある。だから、スチュワートとニールは被ばくによるガンのリスクを評価できないというのである。しかし、著者は同じ理由により、ガンのような確率的影響に限らず、すべての疾病の死亡や発症のリスク、すなわち確定的影響も評価することはできないと考える。

それは、免疫システムへの放射線の影響の項で述べたように、免疫システムは神経システムや内分泌システムとも密接な相互作用を営んでおり、免疫システムが障害をこうむるということは、その他のすべてのシステムが障害を受けるからである。また、このような障害は成人病や生活習慣病の発症とも大いに関係しているからだ。

さらに、死亡者数が少なければ、それだけ研究結果の信頼性も低下する。したがって、とくに高被ばくレベルにおける結果の評価には慎重であらねばならない。このことは表Ⅱ-2、表Ⅱ-3および表Ⅱ-5に示した白血病や固形ガンそしてガン以外の疾患でも明白であり、放射線によるガンやその他の疾患のリスクは放影研の研究結果よりもかなり高い可能性がある。

次は非ガンによる死亡の問題である。図Ⅱ - 27における非ガンによる死亡のグラフから、本当に非ガンによる死亡は放射線被ばくとは無関係と考えてよいのであろうか。スチュワートとニールは否という。その理由を以下に説明する。

ガン以外の死因はさまざまであるが、彼らが注目したのは、すでに述べたオックスフォード調査の結果から、被ばくによる網内系、つまり免疫系の活性低下により発症し、死亡する疾患とそうでない疾患である。いいかえれば、感染性疾患による死亡と、非感染性疾患、すなわち心疾患や脳血管疾患のような循環器系疾患による死亡である。

ここでいう非ガンによる死亡の死因は、結核、消化器系疾患、血液および造血系疾患、脳卒中を含む循環器系疾患およびその他の疾患であるが、ここでは循環器系疾患とそれ以外の疾患（ただし外傷は除外）の二グループにわけて考えている。後者の主要死因は結核などの感染性疾患と考えられるので、ここでは感染性疾患などによる死亡としておく。

循環器系疾患による死亡者は八八三二人であり、感染性疾患などによる死亡者は八三一七人だったので、両グループの死亡者数はほぼ同数であった。両疾患グループの死亡を一九五〇年から一九六二年と一九六三年から一九七八年、つまり、死亡した時期をおおよそ前半と後半にわけて、図Ⅱ - 27と同じ方法で図示すると、図Ⅱ - 28と図Ⅱ - 29となる。

図Ⅱ-28. 原爆被災者における循環器系疾患による期間別死亡

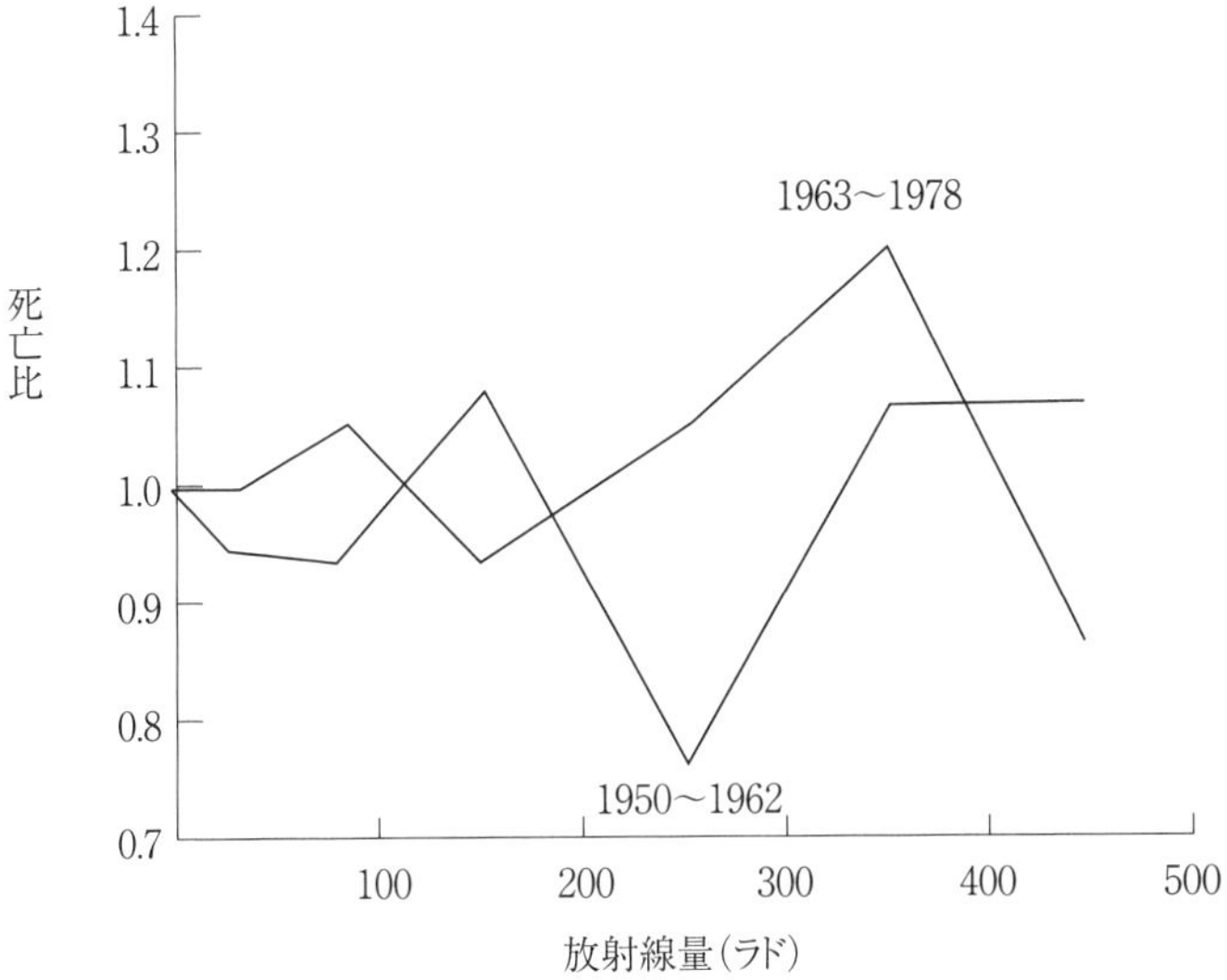

Stewart AM and Kneale GW, J Epidemiol Community Health 38 : 108-112 (1984)

図Ⅱ-28に示した循環器系疾患の場合、死亡時期が前半でも後半でも死亡比の上下動はあるが、いずれも一・〇の前後で変動しており、死亡比が上昇、あるいは下降という一定の傾向はみられない。

一方、図Ⅱ-29の感染性疾患などの場合、死亡時期が前半と後半ではグラフの様子がまったくちがう。このグラフの特徴は次のようにまとめることができる。

(1) どちらの時期でも、被ばく量が増加すると、被ばく量〇のグループよりも、一度は死亡比が低下する。

(2) どちらの時期でも、高被ばく領域では、被ばく量が増加するとともに、急激に死亡比が上昇する。

(3) どちらの時期でも、被ばく量と死亡比の関係は直線的ではなく、下に凸の二次曲線の様相を呈するが、その傾向は前半により顕著である。

以上のような特徴は、ガン以外の疾患による死亡は原爆被ばくとは関係がないとしている放影研の結論とは明らかに矛盾している。

本書では、すでに述べたように、ガン以外のいろいろな疾患について、原爆被ばくとの関連性を示している。したがって、この主張は現在では正しくない。しかし、スチュワー

図Ⅱ-29. 原爆被災者における感染性疾患などによる期間別死亡

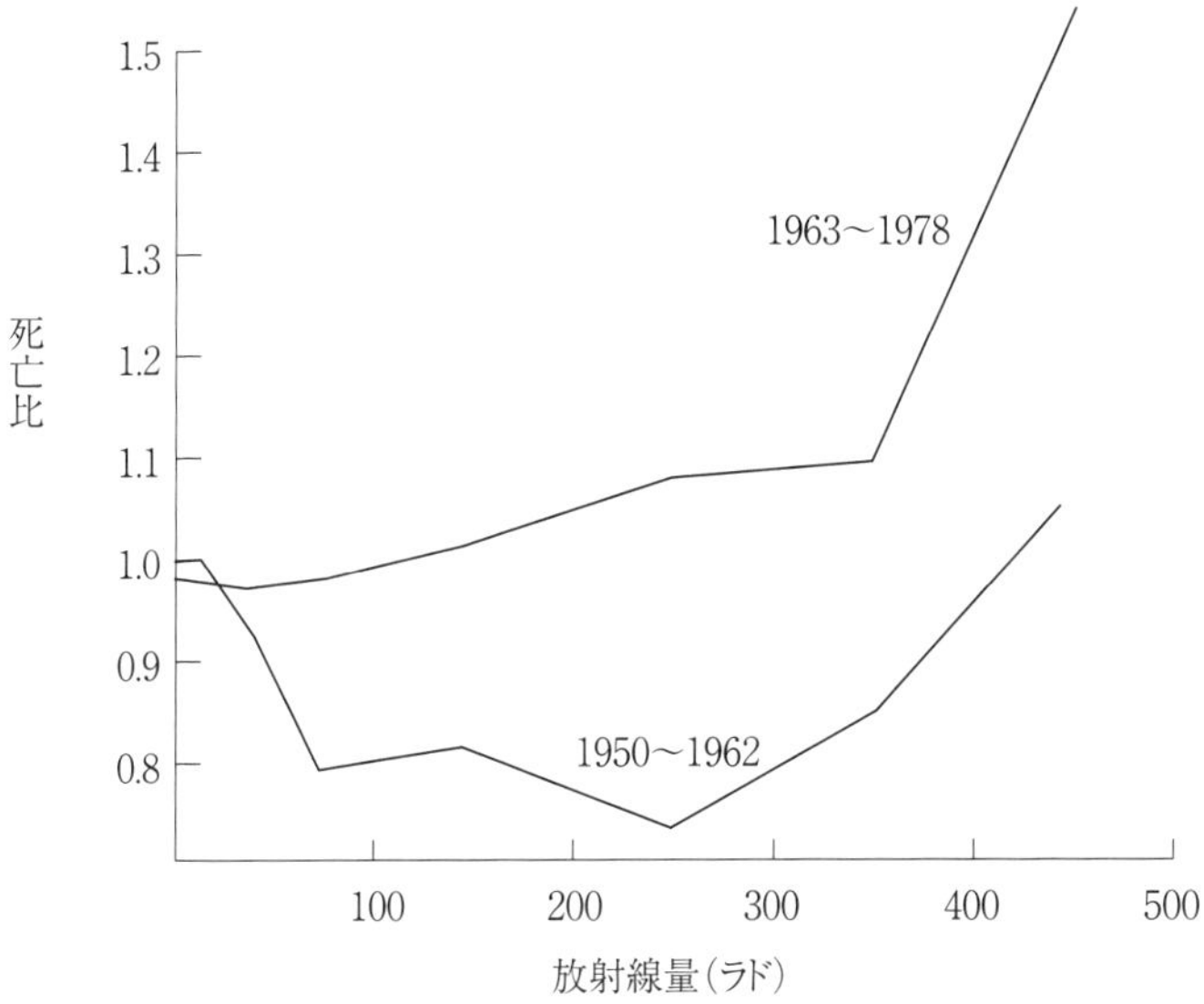

Stewart AM and Kneale GW, J Epidemiol Community Health 38 : 108-112 (1984)

トたちが、この論文を発表した頃は放影研はそのように結論していたのであろう。

そこで問題はなぜ、このようなグラフになったのか、それを説明せねばならない。ここでスチュワートらは選択的死亡と確定的免疫能低下という二つの仮定をする。選択的死亡ではもともと健康状態がよく、被ばくに対しても抵抗力が強かった人々が被ばく後空白の五年間を生き延び、放影研の調査集団となった。つまり、放影研の研究データのもとになっている集団にはそういう偏りがあるというのだ。そして、そのような選択的死亡の影響は、諸々の理由により、調査開始から間もない頃に、より強くあらわれた。だから、図Ⅱ-29では、前半のグラフのほうが、後半のグラフよりも死亡比の低下が大きいのである。ところが、しきい線量を越えるような大量の被ばくを受けたヒトは確定的な骨髄損傷を受ける。そのために、免疫能が低下し、結核やその他の感染症などによる死亡が増大する。これが確定的免疫能低下の仮定である。

そのしきい線量が三〇〇ラド前後にあり、急性放射線死をまぬがれた人々は、それ以上の被ばくを受けると、感染症による死亡が急増する。図Ⅱ-29の高被ばくでの死亡比の急上昇はそのことを反映している。

とまあ、このようにスチュワートとニールは説明しているのである。彼らの二つの仮定が正しいかどうかは別にして、原爆による被ばくから調査開始までの空白の五年間に被災者にどのようなことが起こったのか、そしてそれが現在、放影研で行なっている調査研究にどのように影響しているのか、筆者のみならず、誰でも大いに関心のあることだろう。それをスチュワートらは放影研のデータを別の角度から解析することにより、我々に提示したのである。

スチュワートらの指摘を受け、放影研は、一九四六年に広島市が行なった原爆被災者の調査結果を持ち出した。そして、これを一九四六年から一九五〇年の補足的データとして用いると、この期間の結核など感染症による死亡率に被ばくの影響はまったく認められないとして、スチュワートらの考え方を否定した、と桜井は書いている。

一九四六年のデータをもとにして、それから先四年間のことが補足できるのかどうか、そんなことは著者だけでなく、誰でも疑問に思うだろう。そして桜井はこの補足的データによる報告を見ても、選択的死亡の偏りが強く現れており、放影研の研究結果を一般的結論とするのは危険としている。

さらに、桜井は次のように続ける。放影研の調査での結論が揺らぐとすれば、国際放射線防護委員会（ＩＣＲＰ）の放射線被ばく当量限度勧告はその根拠を失う。と同時に、この勧告に従って世界各国で採用されている放射線被ばく規制値もその根拠を失う。スチュワートとニールの問題提起の波及する範囲は、きわめて広範である、と。

ミニサテライト遺伝子座における原爆被災者とチェルノブイリ原発事故によるモギリョフ州の住民での研究結果に先述のような大きな相違があったのも、もとをただせば、原爆被災者にあのような偏りがあったからではなかろうか。だとすれば、放射線被ばくによるヒトへの影響やリスクは現在考えられているよりもはるかに大きく、その方向への修正が必要である。

さらにいえば、広島と長崎の原爆被災者の被ばくはもっぱら外部被ばくであり、それもほとんど瞬間的な外部被ばくである。一方、我々が問題にすべきは、外部被ばくと内部被ばくの両方である。このような点からも、原爆被災者よりも、チェルノブイリ原発事故被災者の被ばくのほうにより近く、その研究結果を重視すべきである。

第三章　内部被ばくと外部被ばく

一九五〇年から一九六〇年代を中心に、非常に多くの核実験が大気中で行なわれた。この核爆発により、大量の放射性物質が環境中に放出された。中でも約三十年と半減期の比較的長いセシウム一三七とストロンチウム九〇は今でも環境中に存在している。

一九八六年四月に起きたチェルノブイリ原発事故でも、種々の放射性元素が大気中に大量に放出され、その五日後でも原発から東西南北三〇キロメートルの空気を毎時一〇〇マイクロシーベルトの線量で汚染していた。このとき、そのようなチェルノブイリ周辺地域ではヨウ素やセシウムなどの揮発性の元素のほか、不揮発性のジルコニウム、セリウムやバリウム、ストロンチウムなどによる汚染があり、それらによる汚染レベルはセシウムを越えていた。これは爆発炎上により、原子炉の放射能が飛散したからである。

狭くて、人口密度の高いわが国で、原発にこのような事態が起これば、国家は滅亡する。そうなれば、放射線による健康障害もリスクも問題外である。ということで、ここではまず、福島の原発事故程度、つまり、原子炉の冷却能力低下により、高温となった炉心から揮発性の放射性元素、つまり、ヨウ素とセシウムが環境に放出された場合の内部被ばくと外部被ばくによる健康障害、とくに致死ガン発症へのリスクを考える。

図Ⅲ-1．体内に吸収されたヨウ素、セシウム、ストロンチウムなどの体内分布

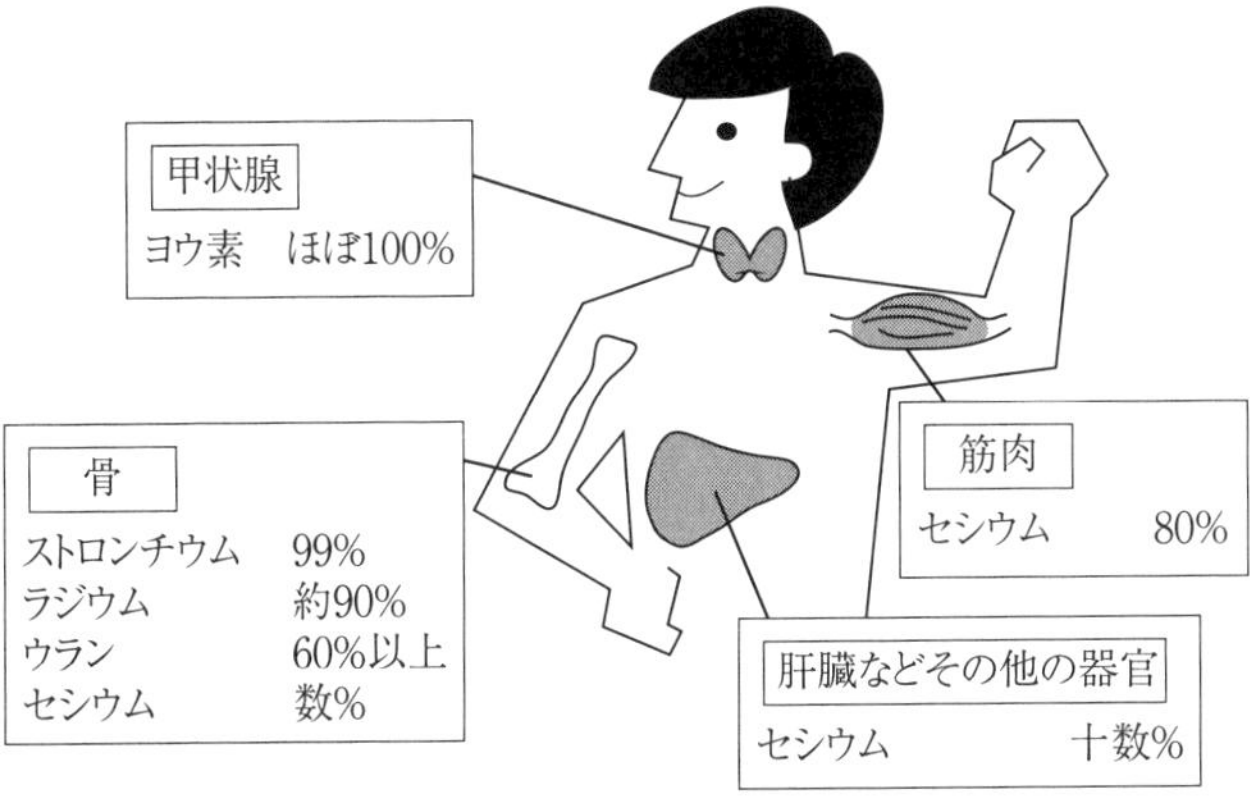

我々はそのような原発事故が起こらなくても、宇宙線やラドン、そして放射性カリウムなどから絶えず被ばくしている。このような被ばくによっても、我々は発ガンの危険にさらされている。そこで、次にはこれらの放射線による致死ガン発症のリスクを推定する。

この章の最後では、発ガンのリスクを回避、あるいは低減するための方策について、具体的な研究事例にもとづき、食生活指針のようなものを提言する。

参考のため、体内に吸収されたヨウ素とセシウムそしてストロンチウムの分布状態を図Ⅲ-1に示す。ヨウ素は甲状腺ホルモンを構成する必須元素だから、ほとんどすべてが甲状腺に集まる。したがって、とくに甲状腺ガンの発症

が問題になる。セシウムの八〇パーセントは筋肉に、数パーセントが骨、残りは肝臓などのその他の器官に存在する。だから、牛肉の汚染が問題になる。ストロンチウムの分布はカルシウムと似ており。約九九パーセントが骨に沈着する。また、ウランやラジウムも骨に集まりやすい。そのことも図示しておく。

一 ヨウ素とセシウム

福島の原発事故以来、福島県、茨城県、栃木県、群馬県、千葉県などの農産物の出荷が停止されたり、福島県内の淡水魚から基準値を超えるセシウムが検出されたりして、国民の食の安全・安心への不安が高まっている。基準値を超えるセシウムが検出された淡水魚はアユ、ワカサギ、ヤマメ、ウグイである。淡水魚は海水魚に比べ、ナトリウムをため込みやすいらしいが、ナトリウムに似た性質のセシウムも同様の傾向があり、六二〇〜九九〇ベクレル検出された。しかし、海水魚でも基準値を超す放射性物質が検出されている。事故後一〜二カ月まではイカナゴの稚魚のコウナゴやシラスなど海の表層を泳ぐ魚に限られていた。ところが、時間の経過とともに、海底付近で暮らす、いわゆる底魚にも汚染が広がっていく。それらはアイナメやエゾイソアイナメなどである。また、貝類でも同様の傾向がみられる。つまり、はじめは波打ち際近くに住むムラサキイガイ（ムール貝）で汚染が確認され、その後、より深い海底で砂に潜って暮らすホッキガイへと汚染が進行する。これらの様子を示すと表Ⅲ－1となる。

この表には福島県が採取した海産物の測定結果しか載せていないが、四月四日、五日、十二日、二十九日と三十日には茨城県が採取したコウナゴからも体重一キログラムあたり五七〇〜一三七四ベクレルのセシウムが、また、四月四日と十二日にはそれぞれ体重一キログラムあたり四〇八〇ベクレルと二三〇〇ベクレルのヨウ素が検出されている。

さらに、最近ではセシウムで汚染された稲ワラを飼料として食べた肉牛の汚染が問題となっている。それではここいらで、本論に移る。

より現実に即したヨウ素とセシウムからの被ばくを推定し、発ガンへのリスクを評価するためには、実測値や規制値などを用いることが考えられる。具体的には以下のとおりである。

二〇一一年三月十一日、福島の原発事故により環境中への放射能の放出があった。福島原発から直線距離でおよそ二三〇キロメートル離れた東京の空気中での三月十五日の実測

表Ⅲ-1.福島の原発事故後、基準を超す放射性物質が検出された海産物

2011 年		ベクレル／キログラム	
月日	海産物	セシウム	ヨウ素
4 月　9 日	コウナゴ	570	−
13 日	コウナゴ	12500	12000
19 日	コウナゴ	14400	3900
27 日	コウナゴ	2600	−
	コウナゴ	3200	−
5 月　5 日	コウナゴ	2900	−
13 日	シラス	560	−
	シラス	850	−
19 日	シラス	640	−
	ムラサキイガイ	650	−
	ワカメ	1200	−
26 日	ヒジキ	1100	2200
	アラメ	970	−
6 月 2 日	ホッキガイ	940	−
	ムラサキウニ	1280	−
9 日	シラス	630	−
	ホッキガイ	610	−
	キタムラサキウニ	680	−
	アイナメ	780	−
	エゾイソアイナメ	1150	−
	アラメ	660	−
	アラメ	940	−
16 日	イシガレイ	680	−
	アイナメ	1780	−
	エゾイソアイナメ	890	−
	ホッキガイ	670	−
23 日	アイナメ	1780	−

朝日新聞，2011年6月29日より抜粋

値は空間線量率の平均値が毎時〇・一マイクロシーベルトであり、放射能の平均濃度は一立方メートルあたりヨウ素が六〇ベクレル、セシウムが一二ベクレルであった。以下の外部被ばくと内部被ばくの推定には、これらの実測値を用いる。また、規制値としては表Ⅲ-2に示す飲食物の摂取制限に関する指標値を用いる。つまり、各食品群は放射性核種についてそれぞれの指標値で汚染されていると仮定する。

この表のその他の食品群の主なものはいも類、豆類、果実類、菓子類、嗜好飲料類、調味料・香辛料類などである。

前記の食品群を日本人は毎日一人でどのくらい摂取しているのであろうか。さらに現実に即すという観点から、このことも知る必要がある。これは厚生労働省が行なっている国民健康・栄養調査から知ることができる。この調査からは、性別、年齢階級別に一人一日あたりの食品群別の摂取量がわかるが、ここでは子どもと若い成人への放射線被ばくのリスクを評価するという視点から、一～六歳と二十～二九歳の年齢層を対象とする。そして性別は考慮しない。表Ⅲ-2の食品群に対応させて、一人一日あたりの摂取量を示すと表Ⅲ-3となる。

以上のような数値を用いて、まず、飲食物と呼吸により摂取するヨウ素とセシウムの実

表Ⅲ-2.放射性物質の飲食物摂取制限に関する指標

	原子力施設等の防災対策に関する指針における摂取制限に関する指標値（ベクレル／キログラム）	
放射性ヨウ素（混合核種の代表核種：ヨウ素 131）	飲料水	300
	牛乳･乳製品	300
	野菜類（根菜、芋類を除く　）	2,000
	魚介類	2,000
放射性セシウム	飲料水	200
	牛乳・乳製品	200
	野菜類	500
	穀類	500
	肉・卵・魚・その他*	500

＊：記載されている食品群以外のすべての食品群

厚生労働省医薬品局食品安全部、平成23年3月17日

効線量を推定するのであるが、そのためにはもう一つ重要な仮定がいる。それは預託線量という考え方である。

体内に取り込まれた放射性物質は、自分自身の壊変により放射能が減少するとともに、代謝機能によっても徐々に排泄される。つまり、物理的半減期と生物的半減期とを合わせた実効あるいは有効半減期により放射能は減少していくのであるが、この間に放出される放射線により体内の臓器や組織は被ばくする。だから厳密に考えると、時間の経過とともに、低下・

表Ⅲ-3.1人1日あたりの食品群別平均摂取量

食品群	年齢階級 1〜6歳		年齢階級 20〜29歳	
飲料水*	1,500	1,700	1,000	1,100
牛乳·乳製品	200		100	
野菜類	200	1,140≒1,200	250	1,860≒1,900
魚介類	50		60	
穀類	300		500	
肉類	60		100	
卵類	30		50	
その他**	500		900	
合計	2840		2960	

単位はグラム
＊：飲料水は食品ではないが、１日に必要な水分量からその他に含まれる嗜好飲料類の分量を差し引いて求めた。
＊＊：記載されている食品群以外のすべて。
平成21年度国民健康・栄養調査、厚生労働省健康局生活習慣病対策室、平成22年12月7日

減少するその時点ごとの放射線量について、被ばくに対する対策を講じる必要がある。

しかし、これは結構複雑で、現実に実行するのがむずかしい。そこで、被ばく者にとって、より安全側を考えるという観点から、その時間経過についてすべてを合計した放射線量を最初の一年間で被ばくしたとしてリスクを評価することになっている。そして、このようにして求める放射線量のことを預託線量という。これを図で示すと図Ⅲ-2となる。ということで、等価線量については預託等価

図Ⅲ-2. 預託線量の考え方

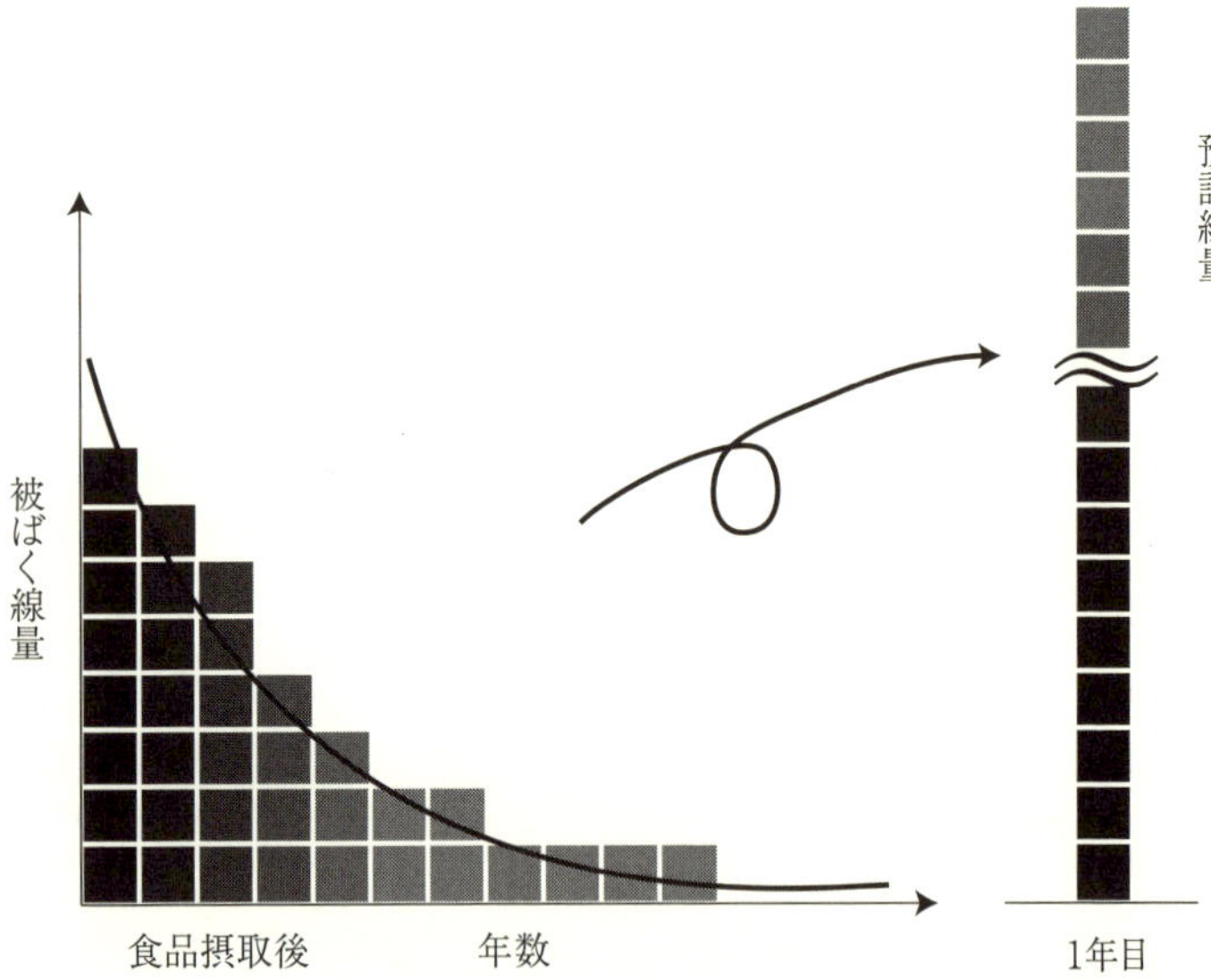

http://atomin.go.jp/atomica/index.html

表Ⅲ-4.ヨウ素やセシウムなどの実効線量係数

放射性核種	半減期	2～7歳 経口	2～7歳 呼吸	成人 経口	成人 呼吸
ヨウ素131	8日	10	3.7*	2.2	0.74*
セシウム137	30年	0.98	7.0*	1.3	3.9*
ラドン222	3.8日	－	0.65**	－	0.65
カリウム40	12.8億年	0.62**	0.30**	0.62	0.30

実効線量係数の単位は（ミリシーベルト／ベクレル）×10^{-5}
＊：呼吸摂取に関しては、もっとも大きな数値を記載
＊＊：年齢階級別係数が不明なので、成人と同等と仮定

線量といい、実効線量については預託実効線量という。このとき積算する時間経過は成人では被ばく後の五十年間、子どもでは被ばく時から七十歳になるまでである。

預託線量を算出するに際し、重要な係数がある。それが実効線量係数で、これはベクレルをシーベルトに変換するためのものである。本書で、このあと被ばくレベルと致死ガン発症のリスクを推定する放射性核種について、子どもと成人の経口摂取した場合と、呼吸摂取した場合の実効線量係数を表Ⅲ‐４に示す。

以上のような考え方と係数により、これから外部被ばくと内部被ばくを推定するのであるが、それぞれの経路からの放射性物質の被ばく量の求め方をまとめると表Ⅲ‐５となる。それでは、まず、子どものヨウ素とセシウムからの被ばくについて、その求め方を順を追って説明するのだが、それを計算例Ⅰにまとめて示す。

この計算例から、子どもの外部被ばくと内部被ばくの総実効線量は四二ミリシーベルトとなる。このうち内部被ばくは四一ミリシーベルトであり、経口摂取が四〇ミリシーベルトだから、九五パーセント以上が経口摂取となる。飲食物の放射能汚染がいかに重大問題かということである。

さて、次に考えるべきことは、この被ばく量が子どもの健康にとってどの程度のリスク

表Ⅲ-5.外部被ばくと内部被ばくおよび総被ばく実効線量の求め方

外部被ばく

外部被ばく実効（等価）線量（ミリシーベルト）＝ 空間線量率（ミリシーベルト／時）× 滞在時間（時間）

内部被ばく

経口摂取の場合

放射性物質の摂取量（ベクレル）＝ 飲食物の放射能濃度（ベクレル／キログラム）× 飲食物の摂取量*（キログラム／日）×摂取日数（日）

呼吸摂取の場合

放射性物質の摂取量（ベクレル）＝ 空気中の放射能濃度（ベクレル／立方メートル）× 呼吸量**（立方メートル／時）× 呼吸時間（時間）

○ 内部被ばくでは、その合計を初年度に受けた実効線量としてとり扱う内部被ばく預託実効線量を求める

内部被ばく預託実効線量（ミリシーベルト）＝ 放射性物質の摂取量（ベクレル）× 実効線量係数（ミリシーベルト／ベクレル）× その他の補正係数***

総被ばく実効線量

外部被ばく実効線量 ＋ 内部被ばく預託実効線量

＊：1人1日あたりの飲食物摂取量
＊＊：1人1時間あたりの呼吸量
＊＊＊：その他の補正係数 ＝ 市場希釈係数 ＋ 調理等による減少補正。通常は厳しい値として「1」を設定

になるかということである。

ここでは、致死ガン発症のリスクを考える。このことについては国際放射線防護委員会（ＩＣＲＰ）が二〇〇七年に発表した勧告がもっとも新しい。これを表Ⅲ-6に示す。

ＩＣＲＰの勧告は新しくなるほど、名目リスク係数が小さくなる、つまり、リスクが低下する。リスク評価の精度が向上しているからherらしいが、少なからず不思議である。

計算例I.子どもの総被ばく線量の推定

外部被ばく

毎時0.1マイクロシーベルトの空間線量率が1年間続くと仮定したので、これからの外部被ばく実効線量は

0.1（マイクロシーベルト／時）×365（日）×24（時間）=876（マイクロシーベルト）=0.88ミリシーベルト

内部被ばく

ヨウ素の飲食物中濃度

300（ベクレル／キログラム）×1.7（キログラム）+2000（ベクレル／キログラム）×0.25*（キログラム）=510（ベクレル）+500（ベクレル）=1010ベクレル

1010（ベクレル）／1.95（キログラム）=518ベクレル／キログラム

セシウムの飲食物中濃度

200（ベクレル／キログラム）×1.7（キログラム）+500（ベクレル／キログラム）×1.2（キログラム）=340（ベクレル）+600（ベクレル）=940ベクレル

940（ベクレル）／2.9（キログラム）=324ベクレル／キログラム

○ 経口摂取

ヨウ素の預託実効線量

518（ベクレル／キログラム）×1.95（キログラム）×365（日）×10×10^{-5}（ミリシーベルト／ベクレル）=36.87ミリシーベルト

セシウムの預託実効線量

324（ベクレル／キログラム）×2.9（キログラム）×365（日）×0.98×10^{-5}=3.36ミリシーベルト

○ 呼吸摂取

子どもの場合、毎時の呼吸量を0.3立方メートルとする。

ヨウ素の預託実効線量

60（ベクレル／立方メートル）×0.3（立方メートル／時）×30（日）×24（時間）×3.7×10^{-5}（ミリシーベルト／ベクレル）=0.48ミリシーベルト

セシウムの預託実効線量

12（ベクレル／立方メートル）×0.3（立方メートル／時）×30（日）×24（時間）×7.0×10^{-5}（ミリシーベルト／ベクレル）=0.18ミリシーベルト

○ 内部被ばく総預託実効線量

36.87+3.36+0.48+0.18=40.89ミリシーベルト

総被ばく実効線量

外部被ばく（0.88）+内部被ばく（40.89）=41.77≒42ミリシーベルト

＊：表Ⅲ-1で1〜6歳の野菜類と魚介類の摂取量の和

表Ⅲ-6.低線量率放射線被ばくによる確率的影響:健康損害上の名目リスク係数

被ばく集団	ガン*	遺伝性疾患*	合計
全年齢	5.5	0.2	5.7
成人	4.1	0.1	4.2

＊：パーセント／シーベルト

国際放射線防護委員会（ICRP）2007年勧告

この表のガンの名目リスク係数が放射線による致死ガン発症のリスクを表わしている。つまり、被ばく集団が全年齢の場合、一シーベルトにつき五・五パーセント致死ガンに罹患するリスクが高くなり、成人だと四・一パーセント上昇するということである。ＩＣＲＰによるガン発症のリスクを表Ⅲ-７にまとめた。

ガン罹患率というのは致死ガンと非致死ガンのいずれかに罹患する確率で、一シーベルトあたり一五パーセントとしている。ガンリスク率は表Ⅲ-６でお話ししたとおりである。しかし、ここで問題なのはＤＤＲＥＦであり、これは線量・線量率効果係数のことだ。その意味するところは低線量で低線量率の場合、細胞の回復効果（ＤＮＡ修復能など）により、被ばくのダメージがどの程度低減されるかを示す係数である。ＩＣＲＰではＤＤＲＥＦ＝二としている。つまり、一度に大量に被ばくしたときよりも、そのダメージが半分であると考えている。

たしかに若いときには被ばくのダメージからの回復力もある

表Ⅲ-7.国際放射線防護委員会(ICRP)におけるガン発症確率

ガン罹患率＝（致死ガン＋非致死ガン）罹患率
ガンリスク率＝致死あるいはそれに相当するガンに罹患するリスク率

ガン罹患率（%）＝15（パーセント／シーベルト）×被ばくした実効線量（ミリシーベルト）／DDREF×1,000（ミリシーベルト）

ガンリスク率（%）＝4.1あるいは5.5（パーセント／シーベルト）×被ばくした実効線量（ミリシーベルト）／DDREF×1,000（ミリシーベルト）

程度は期待されるかもしれない。しかし、その能力は年齢とともに低下し、ガンを発症するような高齢では通常の場合よりもむしろ低くなっている可能性のほうが高い。したがって、このＤＤＲＥＦ＝二には少なからず問題がある。

ちなみに、アメリカ科学アカデミー電離放射線の生物影響（ＢＥＩＲ）委員会は被ばくによる発ガンへの影響は結果として、ＤＤＲＥＦ＝一に相当するリスクを採用している。さらに、放射線の人体影響に対して厳しい立場の故Ｊ・Ｗ・ゴフマンはＤＤＲＥＦ＝五分の一のリスク、つまりＩＣＲＰの十倍の影響を妥当としている。そこで、本書では、ＩＣＲＰと同じくＤＤＲＥＦ＝二とした場合と、ＢＥＩＲ委員会と同様のＤＤＲＥＦ＝一とした場合、そして、ＤＤＲＥＦ＝五分の一とした場合の三とおりで、放射線による致死ガン発症のリスクを考える。つまり、計算例Ｉにより、子どもの総被ばく実効線量四二ミリシーベルトの致

計算例Ⅱ.子どもの致死ガン発症の確率

ガンリスク率=5.5(パーセント/シーベルト)×42(ミリシーベルト)/2(DDREF)×1000(ミリシーベルト)=0.116パーセント
つまり、DDREF=2の場合
人口10万人あたり116人が致死ガンを発症

DDREF=1 の場合
人口10万人あたり232人が致死ガンを発症

DDREF=1/5 の場合
人口10万人あたり1160人が致死ガンを発症

死ガン発症の確率を算出する。これを計算例Ⅱに示す。

DDREF=二の場合、致死ガン発症の確率が〇・一一六パーセントになる。ガンなどによる死亡の場合には、通常、人口一〇万人あたりの人数で表わす。すると、一〇万人あたり一一六人が致死ガンに罹患し、死亡することになる。

また、同様にして、DDREF=一のときには一〇万人あたり二三二人が、そしてDDREF=五分の一では、一〇万人あたり一一六〇人が致死ガンに罹患する。

子どもの場合、ヨウ素とセシウムによる摂取制限の指標値で汚染された飲食物を摂取すると、七十歳までの被ばく量で、一〇万人あたり一一六人から一一六〇人が致死ガンに罹患するという結果になった。

しかし、このガンリスク率には放射線への子どもの感受性が考慮されていない。子どもは成人よりも三倍ほど影響を受けやすいと考えられているので、ここで得られた罹患率を三倍する必要がある。すると、一〇万人あたり三四八人から三四八〇人にはね上がる。

成人の場合、毎時の呼吸量を〇・九立方メートルとして、同様の計算を行なうと、五十年間での総被ばく実効線量が一五ミリシーベルトになる。DDREF＝二のときの致死ガンリスク率は〇・〇三パーセントになるから、罹患率は一〇万人あたり三〇人となる。DDREF＝一では一〇万人あたり六〇人、DDREF＝五分の一では一〇万人あたり三〇〇人が致死ガンに罹患する。

現在のわが国の飲食物からの被ばく制限の指標値はこのようなリスクをはらんでおり、国民がこの程度のリスクを許容できるかどうかが、問題となる。

二　ラドン、宇宙線とカリウム四〇

我々は、日常の生活環境から二ミリシーベルト程度の放射線を毎年絶えず受けている。だから、それは何とも防ぎようがないし、大した被ばくではないと考えているかもしれない。しかし、これに預託線量的な考え方を適用すれば、八十歳までの一生涯にわたって、毎年、二ミリシーベルトの被ばくがある場合には、総被ばく線量は一六〇ミリシーベルトになる。これは十分に発ガンのリスクレベルの被ばくである。

このような天然に存在する自然放射線による被ばくの中では、アルファ線を放出するラドン二二二によるものがもっとも重要である。というのは、ラドン二二二は土壌から放出されるので、わが国の木造家屋でも床下で高濃度となり、室内に拡散する。国立保健医療科学院が平成十九年九月から平成二十一年二月にかけて測定したわが国の屋内ラドン濃度の分布を示すと図Ⅲ-3になる。その濃度範囲はとても広くて、一立方メートルあたり〇・二ベクレルから五〇〇ベクレル程度となっている。

アメリカの屋内ラドン濃度はわが国と比較すると相当に高濃度であるが、環境保健庁（EPA）の発表によると、毎年約二万人がラドンへの被ばくとの関連により、肺ガンで死亡している。これには喫煙者も含まれているが、約三〇〇〇人は非喫煙者であり、ラドンは喫煙につぐ、二番目の肺ガンのリスク要因と考えられている。

ラドンのほかの主要な自然放射線としては宇宙線とカリウム四〇がある。カリウム四〇はカリウム中に〇・〇一一七パーセント含まれており、我々は日々の食事によりカリウム

図Ⅲ-3.わが国の屋内ラドン濃度の対数正規累積度数分布

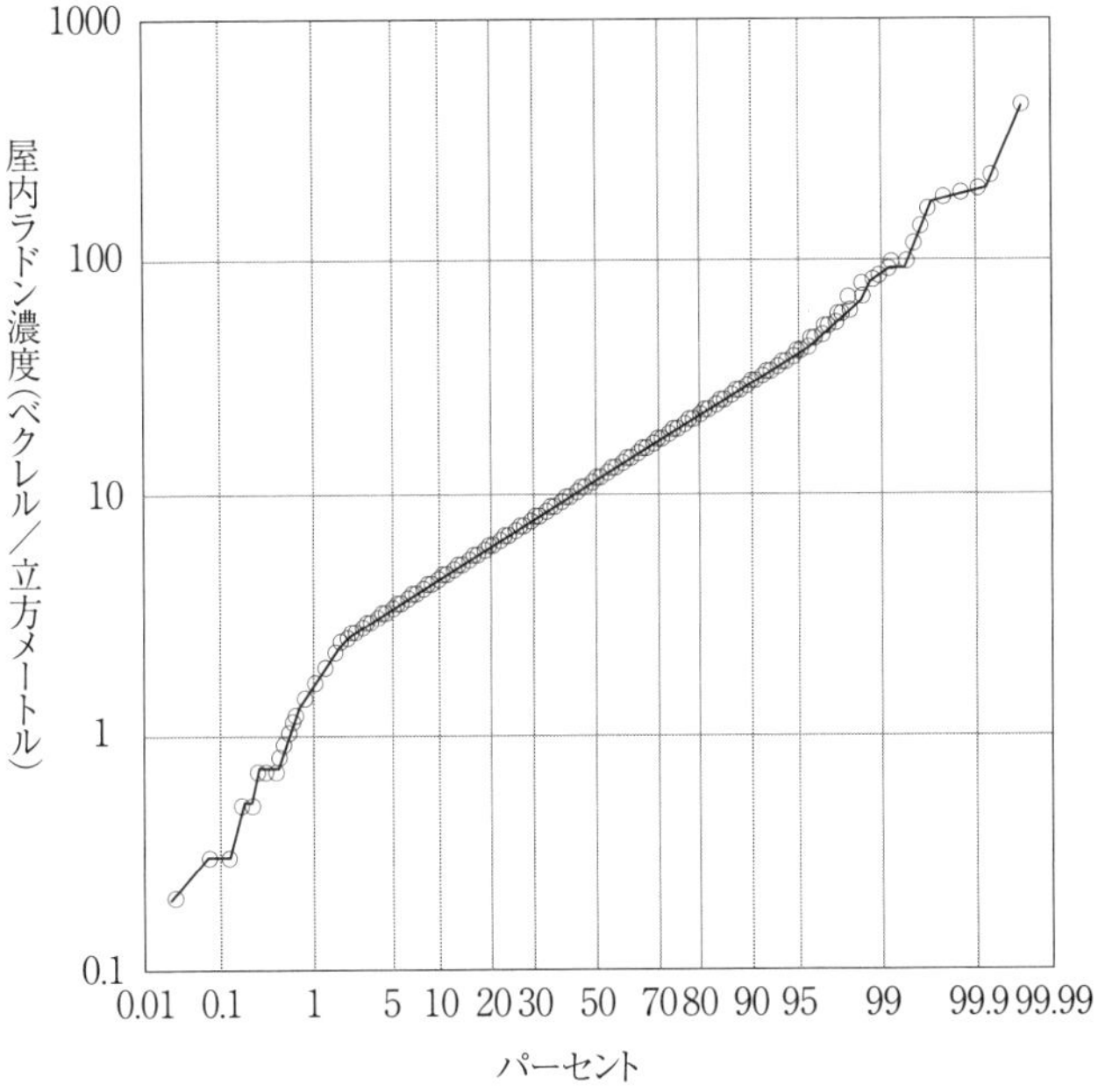

http://www.niph.go.jp/soshiki/seikatsu/dehsubpage1.html

といっしょに放射性のカリウム四〇も摂取している。ここで、ラドンと宇宙線とカリウム四〇による致死ガン発症のリスクを算出する。それを計算例Ⅲにまとめて示す。

その結果、五十年間の総実効線量は七八ミリシーベルトとなり、この被ばくによる致死ガン発症のリスクは人口一〇万人あたり一六〇人から一六〇〇人となる。これは成人の場合だが、子どもは成人よりも三倍ほど放射線の影響を受けやすいと考えられているので、その致死ガン発症のリスクは人口一〇万人あたり四八〇人から四八〇〇人となる。

この致死ガン発症リスクへの宇宙線、ラドンおよびカリウム四〇の寄与率は一年間の実効線量に対するそれぞれの実効線量の割合から、二〇パーセント、六九パーセントと一一パーセントになる。やはり、ラドンの寄与が約七〇パーセントでもっとも多い。

以上はＩＣＲＰが、広島と長崎の原爆被災者の追跡調査の結果からはじき出した健康損害上の名目リスク係数、得体の知れない実効線量係数と預託線量、そしてＤＤＲＥＦという考え方が正しいとした場合の主要な自然放射線によるガンリスク率である。

生存のために不可欠の酸素にしても、生存には邪魔な自然放射線にしても、その生体影響の元凶は活性酸素であり、またそれに類似のラジカルである。それらによる遺伝子の損傷が長い年月の間に蓄積し、それにより我々は発ガンし、またすでに第二章で述べたさま

計算例Ⅲ.ラドン、宇宙線およびカリウム40による成人の致死ガン発症の確率

○ 宇宙線による外部被ばく

わが国の平均宇宙線量：35ナノシーベルト／時

したがって、1年間では、

35×10^{-6}(ミリシーベルト／時)×24(時間)×365(日)

=0.31ミリシーベルト

○ ラドンによる内部被ばく

わが国のラドンの屋内平均濃度：21ベクレル／立方メートル

呼吸による1年間の内部被ばくは、

21(ベクレル／立方メートル)×0.9(立方メートル／時)×24(時間)×365(日)

=165,564ベクレル／年

預託実効線量は表Ⅲ-4より、

165,564(ベクレル／年)×0.65×10^{-5}(ミリシーベルト／ベクレル)

=1.08ミリシーベルト

○ カリウム40による内部被ばく

日本人の平均カリウム摂取量：2.4グラム／日

カリウムの放射能濃度：30.4ベクレル／グラム

1年間のカリウム摂取による内部被ばくは、

30.4(ベクレル／グラム)×2.4(グラム／日)×365(日)

=26,630ベクレル／年

預託実効線量は表Ⅲ-4より、

26,630(ベクレル／年)×0.62×10^{-5}(ミリシーベルト／ベクレル)

=0.17ミリシーベルト

○ 総実効線量

宇宙線とラドンとカリウムによる1年間の全実効線量は、

0.31+1.08+0.17=1.56ミリシーベルト

これが毎年、50年間継続するので、50年間の総実効線量は、

1.56(ミリシーベルト／年)×50(年)

=78ミリシーベルト

この被ばく線量のガンリスク率は、

4.1(パーセント)×78(ミリシーベルト)／2(DDREF)×1,000(ミリシーベルト)

=0.16パーセント

つまり、DDREF=2のとき、人口10万人あたり160人

DDREF=1のとき、人口10万人あたり320人

DDREF=1/5のとき、人口10万人あたり1,600人となる。

ざまな疾病に罹患し、老化し、そして死に至る。

喫煙や肝炎ウィルスなどの明確な発ガンのリスク要因がない場合のガンの発症には、酸素や自然放射線が関与しているのである。たとえその年間被ばく線量が一ミリシーベルトや二ミリシーベルトと少なくても、それが長年月継続する場合には、我々の健康に無視できない重要な影響を及ぼすことになる。

第四章　身を守る法

今回の福島原発事故や自然放射線などによる被ばくからわが身を守る方法はあるのであろうか。ここではまず最初に、現行の線量限度や飲食物の摂取制限指標値の問題点をとりあげる。次に、食品成分による放射線障害の防護作用について、独立行政法人放射線医学総合研究所（放医研）の研究について紹介する。

一　線量限度と摂取制限

これまでの研究データや発ガンの危険性からかんがみて、現在、法的に規定されている表Ⅳ－1の線量限度で、わが身の健康が守れるのかどうか、考えてみる。この表で、実効線量というのは確率的影響に対する線量限度であり、等価線量というのは確定的影響に対するものである。

これらの線量限度は主に原爆被災者の追跡調査研究での結果をもとに決められている。しかし、第二章の最後の項ですでに指摘したように、この調査研究には根本的な問題がある。しかもその影響は外部被ばくによるものであって、内部被ばくの影響はまったく考慮

表Ⅳ-1. 職業人と一般人に対する線量限度

	職業人[1)]			
	全体	女性[2)]	妊婦	一般人[1)]
実効線量	100／5年[3)]	5/3ヵ月	1/妊娠期間[4)]	1／年[5)]
等価線量				
目の水晶体	150／年			15／年
皮膚	500／年			50／年
手先および足先	500／年			
腹部			2／妊娠期間[4)]	

1) 線量の単位はいずれもミリシーベルト
2) 妊娠不能、妊娠の意志のないものは除外
3) 5年間の平均で20／年。任意の1年では50を超えてはいけない
4) 申告後の妊娠期間
5) 5年間の平均で1／年であれば、任意の1年では1を超えても可

されていない。それに低線量の場合、外部被ばくよりも内部被ばくの影響のほうが、かなり強いと考えられる。それはベラルーシでの子どもの甲状腺ガンの発症や、ミニサテライト遺伝子の突然変異発生率、それにラドンによる肺ガンの発症などから推定される。つまり、現行の線量限度では、わが身の健康が保障されているとはいえないのである。

それでは、これらの線量限度をどのくらい下方修正すればよいのであろうか。そのヒントは、第三章にある、

ＩＣＲＰではＤＤＲＥＦ＝二として、それによる致死ガン発症あるいは罹患のリスクを受容せよとする。それに対

して、さまざまな疫学研究において、放射線被ばくと発ガンのリスクを解析してきたJ・W・ゴフマンは、被ばくのリスクはそれよりも十倍高く、DDREF＝五分の一に相当するとしている。

原発事故などによる被ばくのリスクをゼロとすることができない以上、我々はどこかに妥協点を見出さねばならない。これまでの科学的知見にも矛盾しない最低レベルの妥協点として著者はゴフマンのリスクレベルを提案する。つまり、線量限度を表Ⅳ‐1の十分の一に下げると、ゴフマンのリスクレベルでも、ICRPが受容せよとしているリスクと同等になり、まあ、これくらいなら許容範囲かな、ということだ。ここまでの話はガンのような確率的影響についてであるが、確定的影響についても、おおまかには同様の論理が成立すると考える。したがって、表Ⅳ‐1の線量限度を十で割り、まとめると表Ⅳ‐2のようになる。

一般人については、職業人の線量限度の十分の一が適用されているので、ここでもそれに従った。また、一般の妊婦についても、線量限度を設定することを提案する。これも職業上被ばくする可能性のある妊婦の十分の一の値を採用した。しかし、被ばく期間はこれまでの申告後の妊娠期間ではなく、より安全性を重視し、全妊娠期間とした。

表Ⅳ-2.職業人と一般人に対する新線量限度

	職業人[1]			一般人[1]	
	全体	女性[2]	妊婦	全体	妊婦
実効線量	10／5年[3]	0.5／3ヵ月	0.1／妊娠期間[4]	0.1／年[5]	0.01年／妊娠期間
等価線量					
目の水晶体	15／年			1.5／年	
皮膚	50／年			5／年	
手先および足先	50／年				
腹部			0.2／妊娠期間[4]		0.02／妊娠期間[4]

1)線量の単位はいずれもミリシーベルト
2) 妊娠不能、妊娠の意志のないものは除外
3) 5年間の平均で2/年。任意の1年では5を超えてはいけない
4) 全妊娠期間
5) 五年間の平均で0.1/年であれば、任意の1年では0.1を超えても可

以上の論理は当然のことながら、飲食物の摂取についても成立する。表Ⅲ-2に記載した飲食物の摂取制限に関する指標値がどのようにして決定されたのか、その経緯は著者には定かではないが、第三章で示した計算例Ⅱ、子どもの致死ガン発症のリスクを、やはり従来のＩＣＲＰ提案のレベルにまで下げるには、これらの指標値も十分の一にせねばならない。

表Ⅲ-2の指標値を十で割り、まとめると、表Ⅳ-3となる。なお、この表に示されていないウランやプルトニウムなどについても、厚生労働省が発表している指標値の十分の一となるのは当然である。

これらの新指標値を採用した場合、これまで基準値以下として市場に流通していたものが、

どの程度、規制の対象となり、出荷停止となるのであろうか。ちなみに、二〇一一年六月から九月にかけて産地が福島県、宮城県、山形県、茨城県、新潟県のもので、全国に流通している野菜類、肉・卵類、牛乳・乳製品および魚介類について調べてみた。その結果、ヨウ素については半減期が八日と短いので、いずれの産地のものも検出限界以下であった。

問題はセシウムである。野菜類で新指標値以上のセシウムが検出されたのは福島県と宮城県、そして新潟県のものであった。福島県産と宮城県産ではそれぞれ三十四検体と五検体中一検体だけであったが、新潟県産では五検体中二検体で検出された。牛乳・乳製品および魚介類のセシウムが測定されている産地は福島県、宮城県と茨城県であるが、いずれも検体数が少なく、新指標値以上のセシウムは検出されていない。

新指標値以上のセシウムが検出されたのは肉・卵類であり、そのすべては牛肉である。全体で豚肉が三検体、鶏肉が二検体そして鶏卵が四検体調べられていたが、いずれからも検出されていない。セシウムによる牛肉の汚染レベルを産地の県名で示すと表Ⅳ－４となる。

このように、従来の指標値では基準を超える牛肉は多くても一〇パーセントであるが、新指標値にすると、四〇〜八〇パーセントもの牛肉が販売できなくなる。このような傾向

表Ⅳ-3.放射性物質の飲食物摂取制限に関する新指標

	食品群	新指標値（ベクレル／キログラム）
放射性ヨウ素（混合核種の代表核種：ヨウ素131）	飲料水	30
	牛乳･乳製品	30
	野菜類（根菜、芋類を除く）	200
	魚介類	200
放射性セシウム	飲料水	20
	牛乳・乳製品	20
	野菜類	50
	穀類	50
	肉･卵･魚･その他*	50

*:記載されている食品群以外のすべての食品群

表Ⅳ-4. 牛肉を汚染している放射性セシウムの分布

県名（産地）	ベクレル／キログラム 50～500	500 以上
福島	93／226 (41)	23／226 (10)
宮城	307／510 (60)	45／510 (9)
山形	8／10 (80)	1／10 (10)
茨城	31／49 (63)	0／49 (0)
新潟	45／85 (53)	0／85 (0)

（　）内は検査数に占める汚染検体の割合（%）

は他県産の牛肉でも同様であろう。現在のところ、我々はそのような牛肉を食べている。

また、最近の農林水産省のまとめによると、これまでの検査で一キログラムあたり五〇〇ベクレル以上のセシウムで汚染されているコメは一検体だけである。しかし、五〇〇ベクレル以下でも検出されたものが、たとえば福島県産で一五パーセント、宮城県産で二・五パーセントあった。新指標値を採用すれば、最大でこの程度のコメが出荷停止となる可能性があるということだ。

新指標値まで放射性物質の摂取レベルを下げれば、低く評価された被ばくの影響をカバーし、まあ、許容範囲と考えられるレベルにまで、その影響を低下させることができるのであろうか。しかし、それが許容できるかどうかの判断は、あくまでも、国民全体の合意にある。これよりももっと厳しくしろ、というのであれば、それはそれでまた検討せねばならない。これはあくまでも著者の提案である。

二　食品成分

線量限度を下げ、飲食物からの放射性物質の摂取をさらに厳しくしたとしても、被ばくの影響をゼロとすることはできない。それでも、我々はその影響をできうる限り少なくし、健康に生きる努力をせねばならない。被ばくの影響を低減するような成分が日常、我々が摂取する飲食物のなかに含まれていることが、最近の研究によりわかってきた。ここでは、そのような食品成分を紹介する。そのような成分を多く含有する食品を積極的に摂取すれば、少しでも被ばくによる健康障害から身を守ることになるであろう。

(1)　ラクトフェリン

ラクトフェリンは母乳や哺乳類の乳汁中に存在する鉄を含む赤いたんぱく質としてスウェーデンで発見された。

しかし、熱に弱いので、加熱処理された牛乳には含まれていない。そのため、ラクトフェリン入り健康食品も市販されている。

半数致死線量の六・八グレイのエックス線をハツカネズミの全身に照射し、ただちに体重一キログラムあたり一〇〇ミリグラムのラクトフェリンを腹腔内投与した。一方、対照グループには溶媒である生理食塩水のみを投与し、両グループの生存率を調べた。研究結果を図Ⅳ－1に示す。

図Ⅳ-1.エックス線照射による死亡に対するラクトフェリンの延命効果

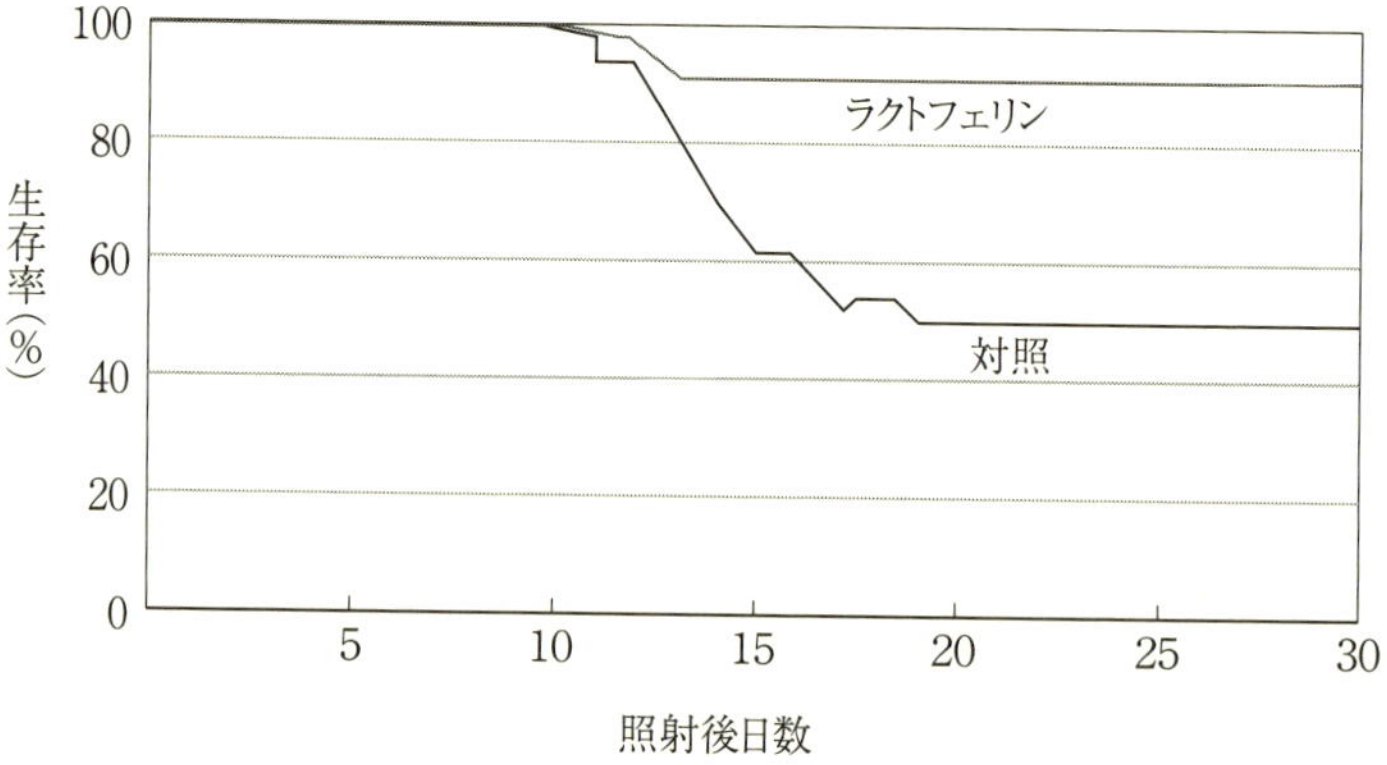

放医研、平成18年11月28日　プレス発表

エックス線照射後十日過ぎからハツカネズミは死亡しはじめる。照射後三十日での生存率は対照グループが五〇パーセントであるのに対して、ラクトフェリン投与グループでは九〇パーセントであり、ラクトフェリンは明らかに、放射線による障害を防護している。

この防護メカニズムは解明されていないが、放射線被ばくにより発生したラジカル（極めて反応性の高い電荷のない原子または原子団）をトラップして、遺伝子や細胞への障害を防ぐことや、鉄や銅などをトラップして、ラジカルの発生を抑制することなどが考えられる。

ラクトフェリンの生理活性は鉄の吸収促

進、細胞の増殖や分化、免疫機能の調節、抗菌作用や脂質の過酸化抑制など多岐に渡っているが、乳児を放射線から防護する作用もあるようだ。哺乳類には生来、乳児を放射線や酸素から守る術も備わっていたとすれば、それは胎児から乳児となり、より一層、活性酸素から身を守るという意味において、進化の必然であったのかもしれない。

(2) ミネラル

活性酸素を消去するスーパーオキシドジスムターゼは、その活性中心に亜鉛や銅、そしてマンガンなどのミネラルを有する金属酵素である。またグルタチオンペルオキシターゼは過酸化水素などの過酸化物を消去する酵素で、活性中心にはセレンというミネラルが存在する。放射線により細胞内に酸素や過酸化水素などに由来するラジカルが生成し、それらが障害の原因になるのであるから、ラジカルを消去する金属酵素には放射線障害を防御する作用が期待される。

ミネラル含有酵母は、機能性食品原料として市販されており、入手が容易である。

活性酸素産生系に種々のミネラル含有酵母を反応させ、その活性酸素消去能を比較した。実験結果を図Ⅳ-2に示す。

図Ⅳ-2.各種酵母の活性酸素消去能の比較

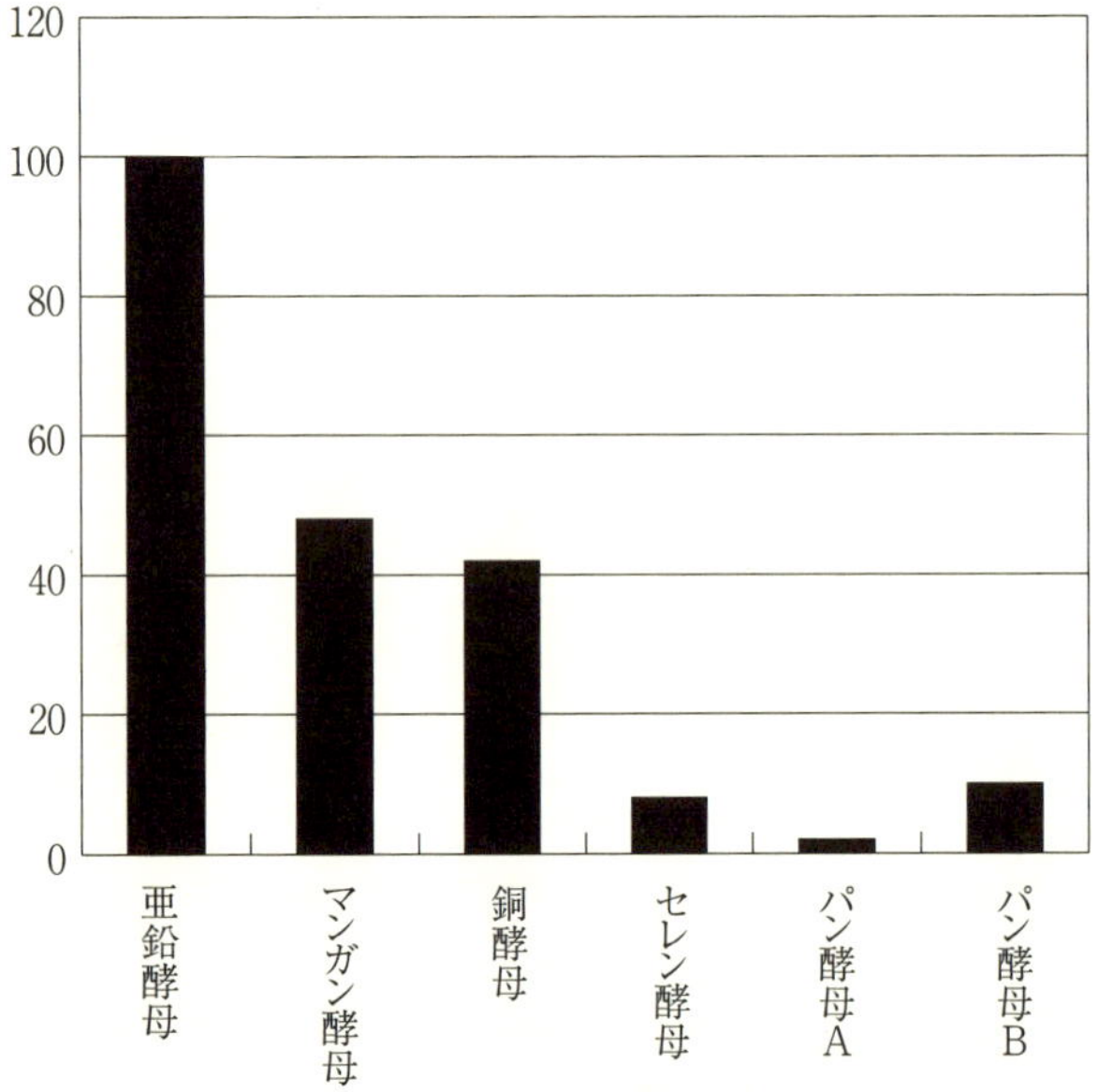

放医研、平成18年3月24日　プレス発表

もっとも強い活性酸素消去能を示したのは亜鉛含有酵母であった。その活性を一〇〇とすると、マンガン含有酵母は四七、銅含有酵母は四二、セレン含有酵母は八、そしてミネラルを含有しないパン酵母だけの場合は二〜一〇であった。

活性酸素消去能がもっとも強かった亜鉛含有酵母が実際にどの程度放射線障害を防護するのか、調べた。この実験では致死線量である七・五グレイのエックス線をハツカネ

図Ⅳ-3.エックス線照射による死亡に対する亜鉛含有酵母の延命効果

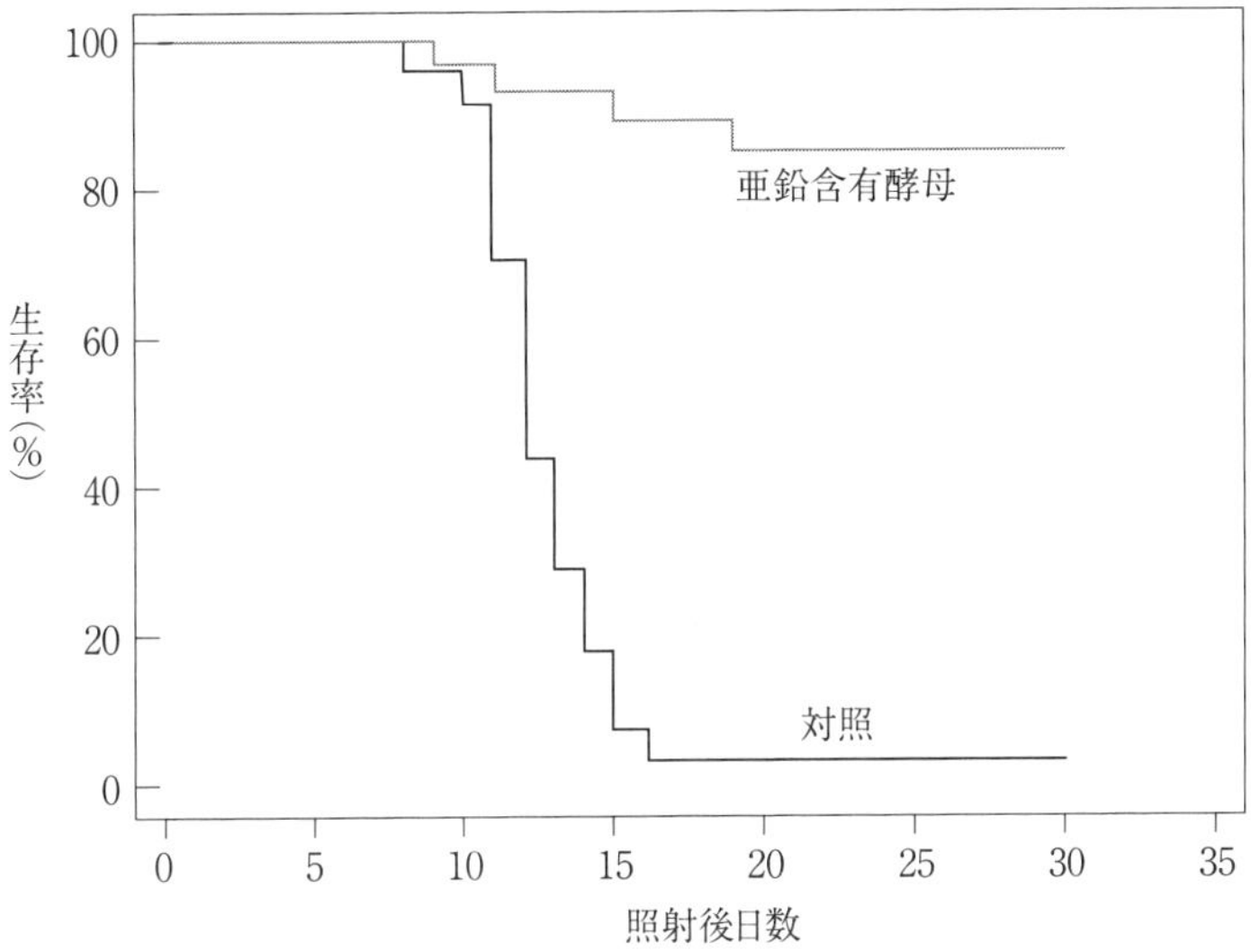

放医研、平成18年3月24日　プレス発表

ズミの全身に照射後、ただちに体重一キログラムあたり一〇〇ミリグラムの亜鉛含有酵母を腹腔内に投与した。対照グループには溶媒のみを腹腔内投与し、その後の生存率を調べた。研究結果を図Ⅳ－３に示す。

　エックス線照射後、八日目くらいからハツカネズミは死亡しはじめるが、照射三十日後の生存率は対照グループが七パーセントであったのに対して、亜鉛含有酵母グループでは八〇パーセント以上生存していた。亜鉛含有酵母による極めて強力な放射線障害防護効果が示された。

これまで示した実験においても、これから示す実験においても、放医研の研究では放射線による障害を明確に示すために、死に至る程度の強烈な放射線を照射している。しかし、日常の生活ではそのような強烈な放射線を浴びることはまずない。したがって、実験に用いられたような多量のラクトフェリンやミネラル含有酵母を摂取しなくても、日常レベルの放射線障害の防護には有効であろうということで、表Ⅳ－5に亜鉛、マンガン、銅を多く含む食品を示した。

このような食品を積極的に摂取すれば、放射線のみならず、酸素が原因で生成する活性酸素による発ガンや老化などの防護にもなると考えられる。このことは以下の飲食物についても同様である。

(3) アルコール飲料

広島・長崎の原爆被災者やチェルノブイリ原発事故被害者について、アルコール飲料により、放射線障害が低減されたという話があったということで、ビールを用いた実験を行なった、ということだ。

表Ⅳ-5.亜鉛、マンガン、銅を多く含む食品

亜鉛		マンガン		銅	
牡蠣(生)	13.2	しょうが	5.01	牛肉(レバー)	5.30
豚肉(レバー)	6.9	葉しょうが	4.73	しゃこ	3.46
ほや	4.9	日本茶(玉露)	4.60	ほたるいか	3.42
かに缶	4.7	しそ	2.01	桜えび	2.05
牛肉(肩ロース)	4.6	バジル	1.91	いかの塩辛	1.91
牛肉(尾/テール)	4.3	中国ぐり	1.59	うなぎ(きも)	1.08
たいらがい	4.3	パイン(缶詰)	1.58	あんこう(きも)	1.00
牛ひき肉	4.3	しじみ	1.50	豚肉(レバー)	0.99
牛肉(ひれ)	4.2	油揚げ	1.41	牡蠣(生)	0.89
たまご(卵黄)	4.2	しその実	1.35	いくら	0.76

数値は可食部100グラムあたりのミリグラム数
http://www.eiyoukeisan.com/calorie/nut_list/

図Ⅳ-4に示した実験では、ハツカネズミにアルコール濃度五パーセントのビール、五パーセントのエタノール、ノンアルコールビールなどを体重一キログラムあたり五〇ミリリットル経口投与後、――体重六〇キログラムのヒトでは三リットル飲んだあと――さまざまな線量で全身にガンマ線か重粒子線を照射し、その後の死亡率を調べた。重粒子線というのは放医研でガンの治療に用いられている放射線のことである。

すると、ガンマ線の場合でも、重粒子線の場合でも、エタノールとビールに放射線による死亡を防護する効果が認められた。このような効果はノンアルコールビールには認められなかった。しかし、その効果はエタノールよ

図Ⅳ-4.放射線による死亡に対するエタノール、ビール等の延命効果

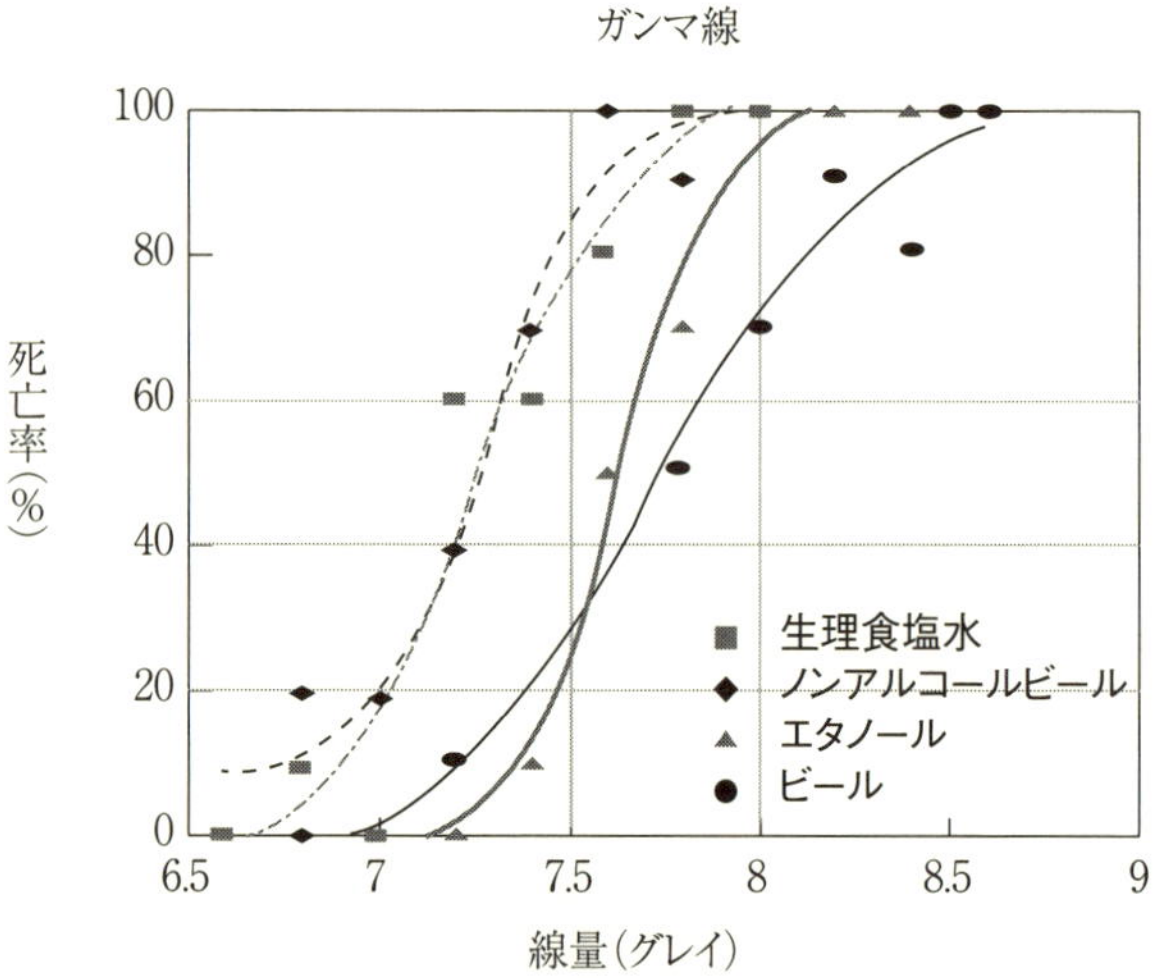

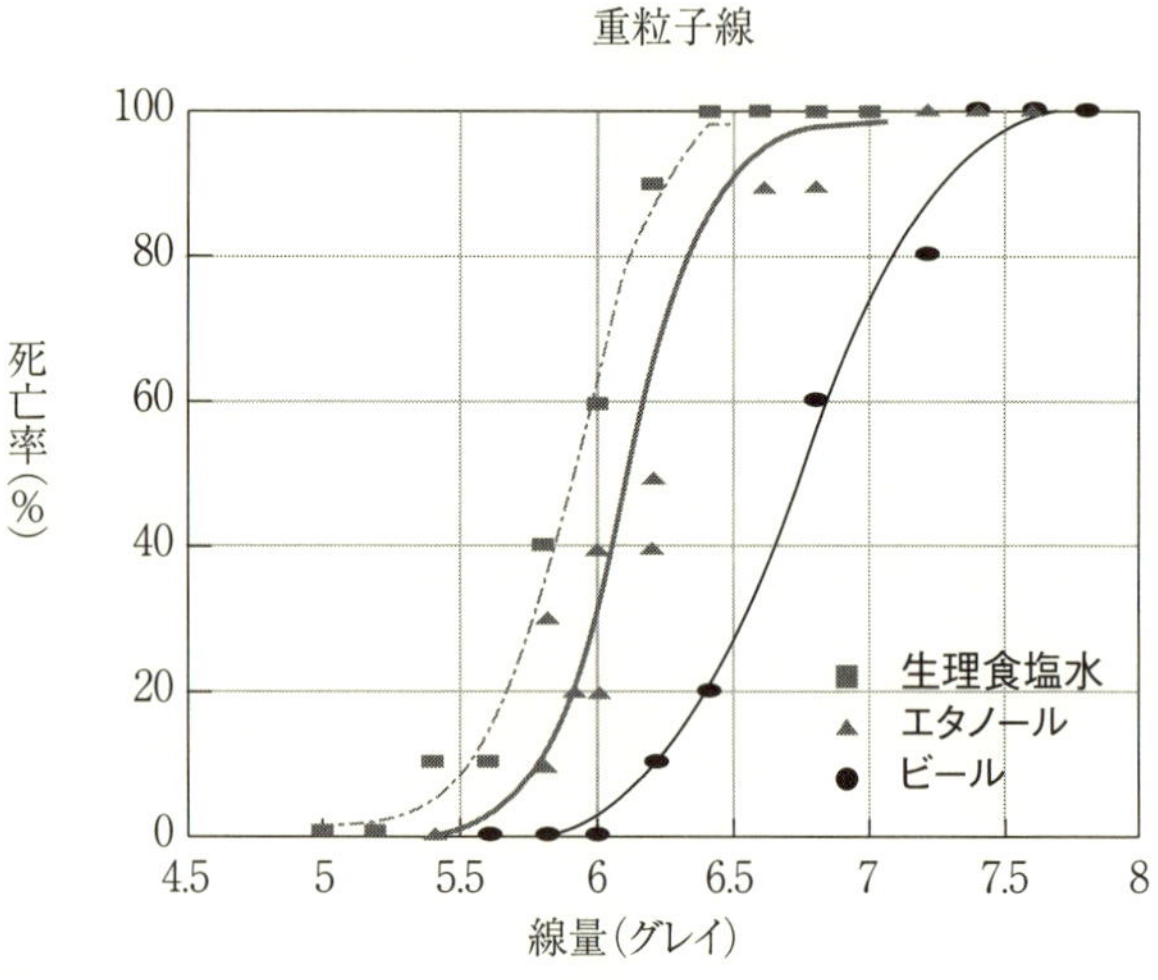

放医研、平成17年8月11日　プレス発表

図Ⅳ-5.放射線誘発染色体異常に対する飲酒の低減効果

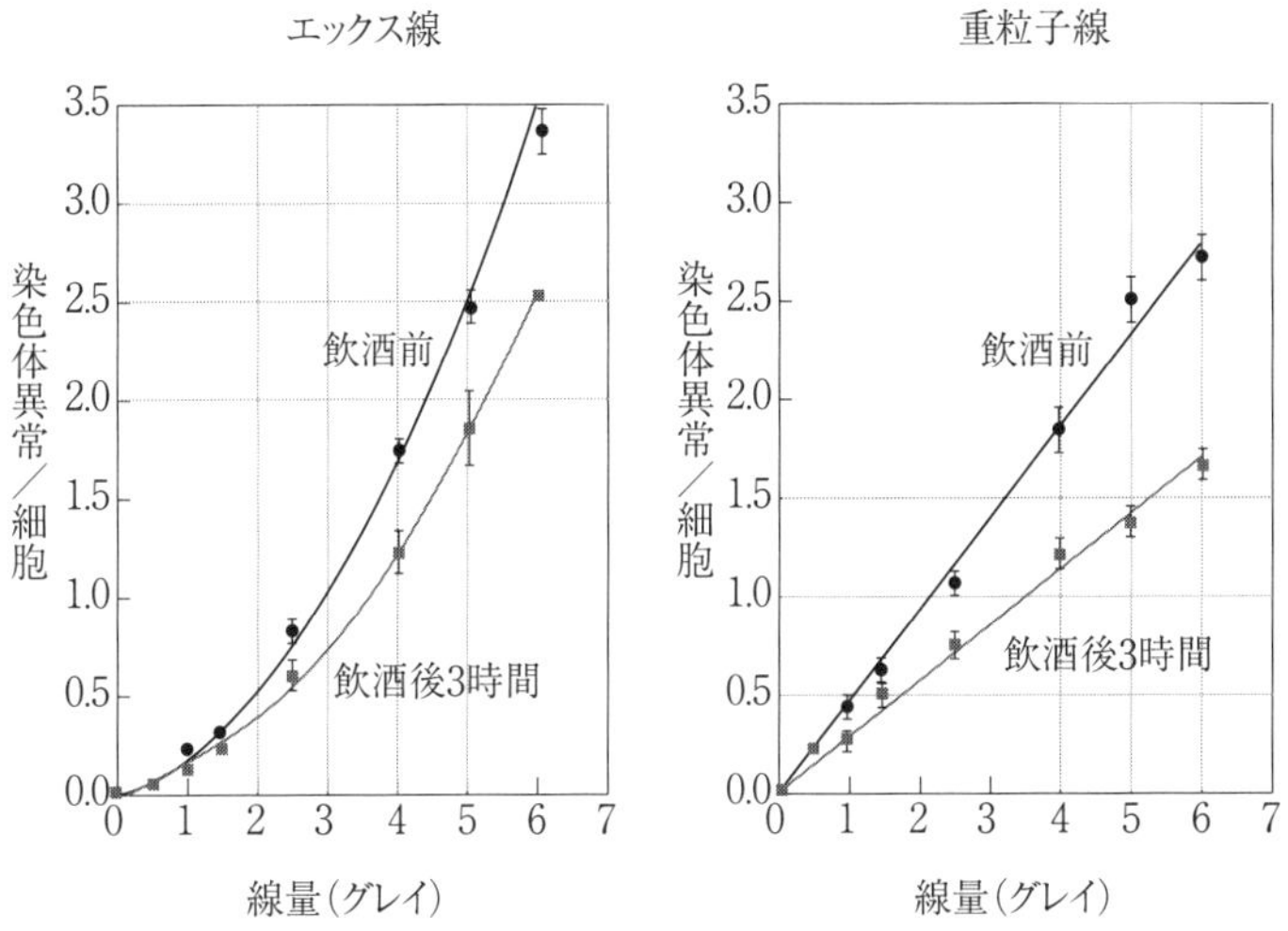

放医研、平成17年8月11日　プレス発表

りもビールのほうが強い。つまり、この放射線障害防護作用はアルコールだけのものではなく、ビールに含まれる成分によっても促進される。その後の研究で、ビールに一ミリリットルあたりピコグラムからマイクログラムのオーダーで含まれているシュードウリジン、メラトニンやグリシンベタインなどにそのような効果があることがわかった。

実際に、ビールを飲むまえと飲んだあとで採血し、血液リンパ球の染色体異常を調べた。その研究結果を図Ⅳ - 5に示す。

ビールは大ビン一本を摂取し、その三時間後に採血している。採取した血液に一から六グレイのエックス線あるいは重粒子線を照射後、リンパ球の染色体異常発生率を非照射のリンパ球のものと比較した。飲酒まえでもあとでも、照射線量が多くなるにしたがって、染色体異常発生率は高まるのだが、飲酒後では飲酒まえに比べて、照射線量が多くなるほど、染色体異常発生率が低下している。つまり、大ビン一本のビールにも放射線障害防護効果が認められる。ほどほどの飲酒はやはり体によいということであろう。

(4) バナデート

バナデートというのは耳慣れない言葉だが、オルトバナジン酸ナトリウムのことで、バナジウムを含む天然の無機化合物である。バナジウムも天然の生体微量元素で、体内には〇・〇一から二〇〇マイクログラム存在し、ヒトは食物から一日に一〇から六〇マイクログラムを摂取しているという。バナデートに極めて強い放射線防護作用があることがわかったのは、まったくの偶然である。

二から一〇グレイ(一グレイ=一シーベルト)の放射線を受けた動物は骨髄障害、つまり、造血器官の障害により、血球が減少し、それに伴う感染症や出血により、三十日以内にその大半が死亡する。つまり、骨髄死する。また、一〇から五〇グレイを被ばくした動物は、胃腸障害により被ばく後三・五から九日で死亡する。いわゆる腸死である。

これまで、骨髄死に有効な薬剤は見つかっており、それはピフィスリン‐αといわれる。しかし、腸死に有効な化学物質は見つかっていなかった。ところが、ハツカネズミの実験で、バナデートが腸死にも防護効果のあることが判明したのである。研究結果を図Ⅳ‐6に示す。

この実験では体重一キログラムあたり二〇ミリグラムのバナデートとピフィスリン‐αを腹腔内投与したグループと防護剤を与えない対照グループのハツカネズミに骨髄死を起こさせる八グレイと腸死を起こさせる一二グレイの放射線を全身に照射し、三十日後の生存率を比較した。

その結果、八グレイ照射実験では、対照グループが約三分の一の生存率であったのに対して、ピフィスリン‐α投与グループでは九〇パーセント、バナデート投与グループではすべてが生存していた。また、一二グレイ照射実験では、対照グループでもピフィスリン‐α投与グループでも、照射後十二日目にはすべてのマウスが死亡したのに、バナデート投与グループでは六〇パーセントが生存していた。つまり、バナデートは腸死にも有効な、世界ではじめての化学物質なのである。

その後の研究で、バナデートの放射線障害防護効果はP五三というガン抑制遺伝子への作用によっていることがわかった。このガン抑制遺伝子は放射線などによりDNAが修復不可能な損傷を受けたとき、プログラミングされた細胞死、いわゆるアポトーシスを誘導する。それにより、骨髄死や腸死が起こるのである。バナデートは、放射線により修復不可能なDNA損傷を受けた正常細胞のP五三の発現を抑制あるいは阻止することにより、ハツカネズミの命を救うと考えられる。

一方、ヒトのガンの五〇パーセント以上で、P五三遺伝子に変異や発現抑制などの異常が認められている。したがって、日々の生活で、バナジウムを積極的に摂取し、P五三遺伝子の働きを正常に保つこともまた、ガンの予防につながると思われる。つまり、バナジウムを十分に摂ることにより、放射線からの障害を防護するだけでなく、ガンの予防にもなるということだ。

さらに、動物実験の結果によれば、バナデートには血糖値を下げる効果もあるということだから、いまや国民病ともいわれている糖尿病の予防にもなるかもしれない。バナジウムを多く含む食品を表Ⅳ‐6に示す。

図Ⅳ-6.放射線による死亡に対するバナデート等の延命効果

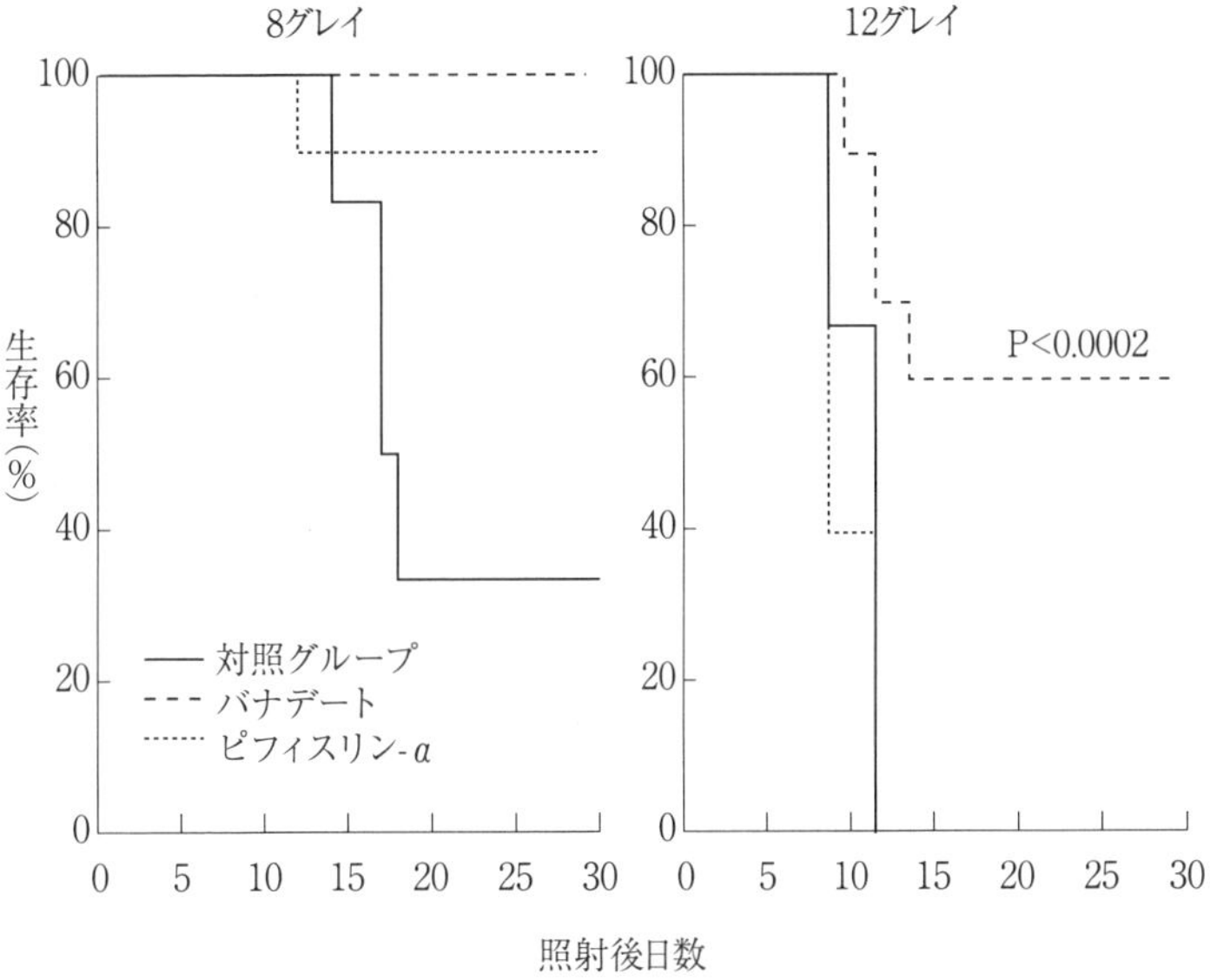

放医研、平成22年2月12日　プレス発表

表Ⅳ-6.バナジウムを多く含む食品

干しひじき	520
味付け海苔	270
焼き海苔	130
あさり	110
ウニ	63
ホタテ	32

数値は可食部100グラムあたりのマイクログラム数
http://www.11-supplement.com/mineral-dic/2005/12/

表Ⅳ－５と表Ⅳ－６から、放射線障害にしても、発ガンにしても、老化にしても、生命が誕生した海の幸に、それらから身を守る食品が多いように思われる。それはいかにも理にかなったことではなかろうか。

おわりに

進歩・発展と成長のために、そしてあらゆる競争に勝ち抜くために、我々は科学技術至上主義におちいり、馬車馬のごとく邁進してきた。そして、この科学技術至上主義の様相は、二十世紀後半からの人口爆発に如実に反映されている。ホモ・サピエンス・サピエンスの誕生から、現在までの人口増加の様子を示すと、図1のようになる。

産業革命以後、人口増加はその加速度を増す。そして、一九五〇年には二五億人になる。二〇〇〇年までの五十年間で三六億人増え、六一億人になるのだが、増加分の八九パーセントにあたる三二億人は発展途上国である。さらに二〇五〇年には九一億人を超えると推測されているが、この増加分の九七パーセント以上は、やはり発展途上国である。

それではなぜ、二十世紀後半から、発展途上国で、このような異常なほどの人口増加、いわゆる人口爆発が起こったのであろうか。それにはこの図にも示されている三つの化学物

図1.世界人口の増加

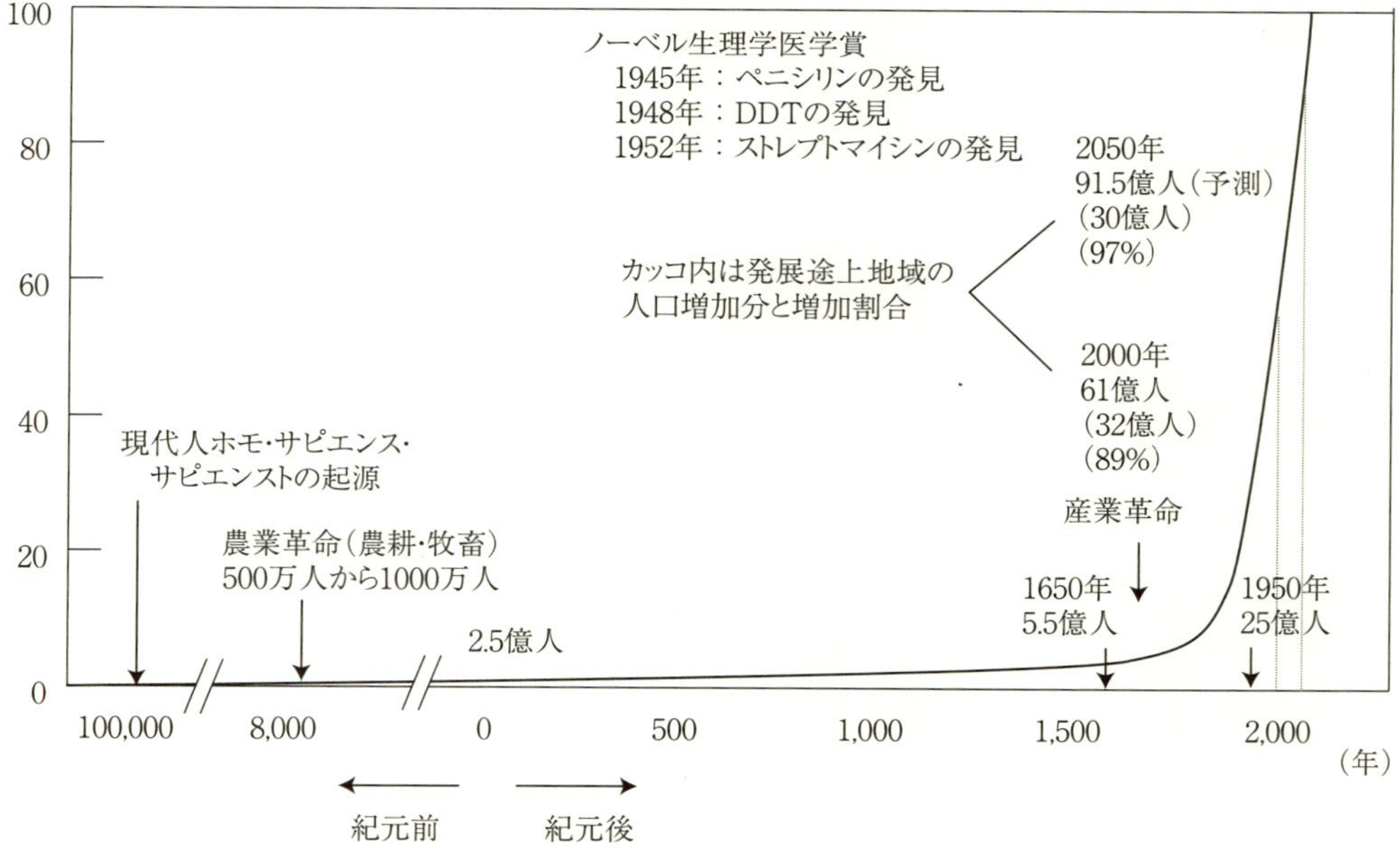

UN "World Population Prospects : The 2008 Revision"

質が大きな役割を果たしていると著者は考える。いずれも第二次世界大戦直後にノーベル生理学医学賞を授与されている。ノーベル賞が授与されるまでには、その発見から十〜二十年が経っているので、これらの化学物質はそれまでに受賞に値するだけの効力を発揮していたはずである。

つまり、ペニシリンやストレプトマイシンは発展途上国の人々を伝染病や結核による死から開放し、緑の革命といわれたＤＤＴは飢餓から開放した。だから、これらの化学物質の発見は、短期的には人類に多大な幸福をもたらしたといえる。

しかし、現状はそうではない。現在の地球上の人口は約七〇億人であるが、その一〇億人は飢餓状態にあり、その一パーセント、つまり一〇〇〇万人が毎年餓死している。これは地球上のどこかで、毎日、二〜三万人が餓死していることを意味する。人口が増えすぎ、自分で自分の首を絞めている。そしてわが国では、カロリーベースで食糧の六〇パーセントを輸入にたよっている。いつ餓死するような事態になってもおかしくないのだ。これが本当の進歩・発展、成長といえるのか。

ひるがえって、わが国の人口はどうであろうか。現在、人口は減少しつつあるが、二十一世紀直前、国立社会保障人口問題研究所が一九九八年におけるわが国の出生率と死亡率が将来もずっと続くと仮定して、人口の超長期予測をした。その結果を図2に示す。

すると、二〇五〇年には九〇〇〇万人、二一〇〇年には四六〇〇万人、二三〇〇年には一〇〇〇万人と減少し、そして三五〇〇年には日本人は絶滅するのである。一九九八年以降、わが国の出生率と死亡率は年々悪化しているので、絶滅の時期は早まりこそすれ、遅くなることはない。このように人口はどんどん減少するのだから、原発が必要なはずがない。

ことのついでに、余談をもうひとつ。一九八一年からわが国の死因第一位はガンになった。国はガンを治療し、予防するために、一九八四年から「対ガン一〇か年総合戦略」をはじめた。さらに、一九九四年からは「ガン克服新一〇か年戦略」となり、現在は二〇〇四年から「第三次対ガン一〇か年総合戦略」が展開中である。この三十年近くの間にガン対策費として一兆円以上の税金が投入されたにもかかわらず、依然として、ガンは死因の第一位であるばかりでなく、ガンによる死亡率は年々上昇している。これを図示すると図3となる。

科学技術や医療技術が進歩し、予防法がわかれば、ガンだけでなく、他の疾病による死亡率も低下しなくてはいけない。にもかかわらず、ガンも心疾患も肺炎もすべて死亡率は

図2.わが国の人口の変化

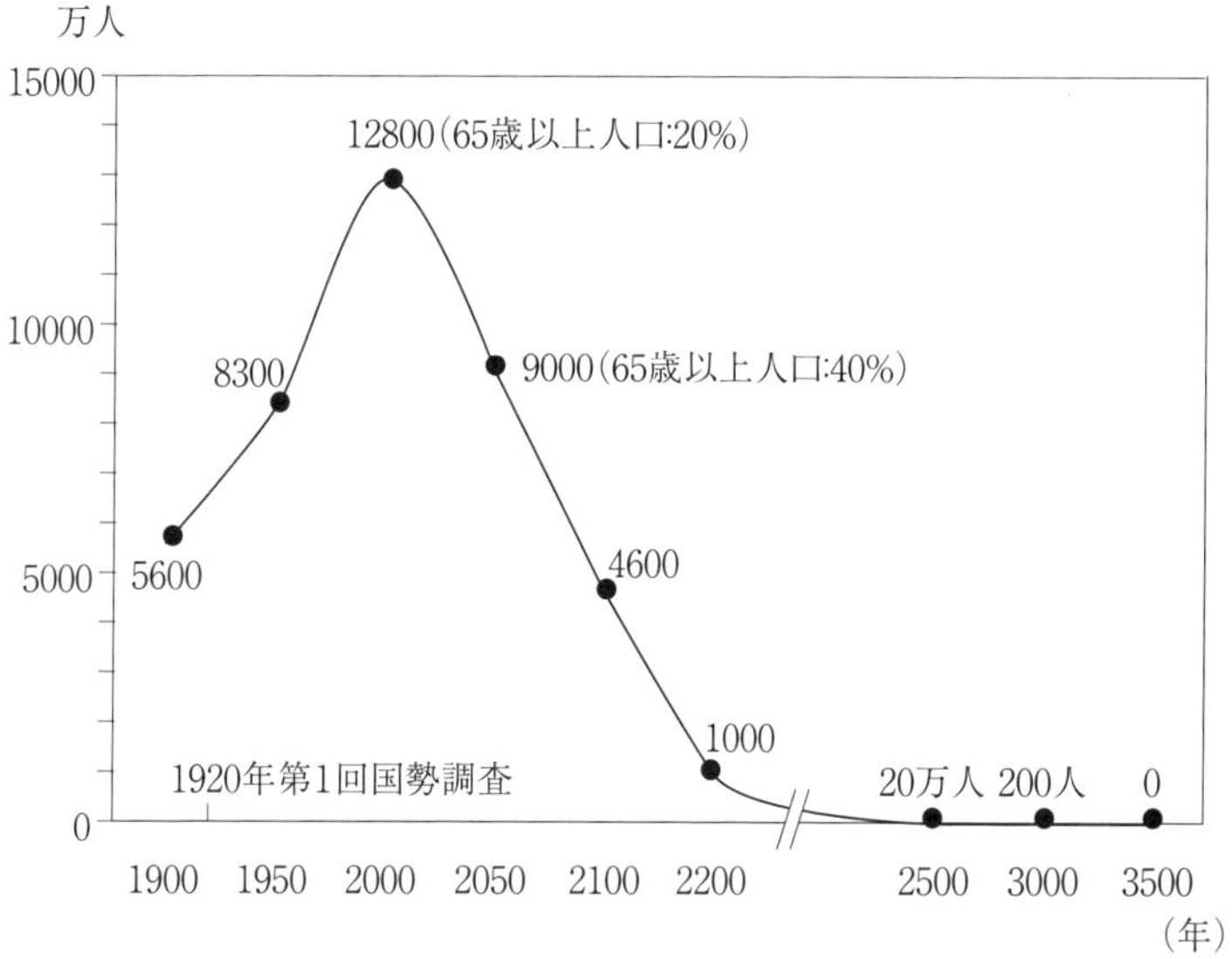

総務省統計局「各年国勢調査報告」↔ 国立社会保障人口問題研究所による予測（1998年における出生率、死亡率で一定と仮定）

図3.わが国の主要死因別にみた死亡率の年次推移

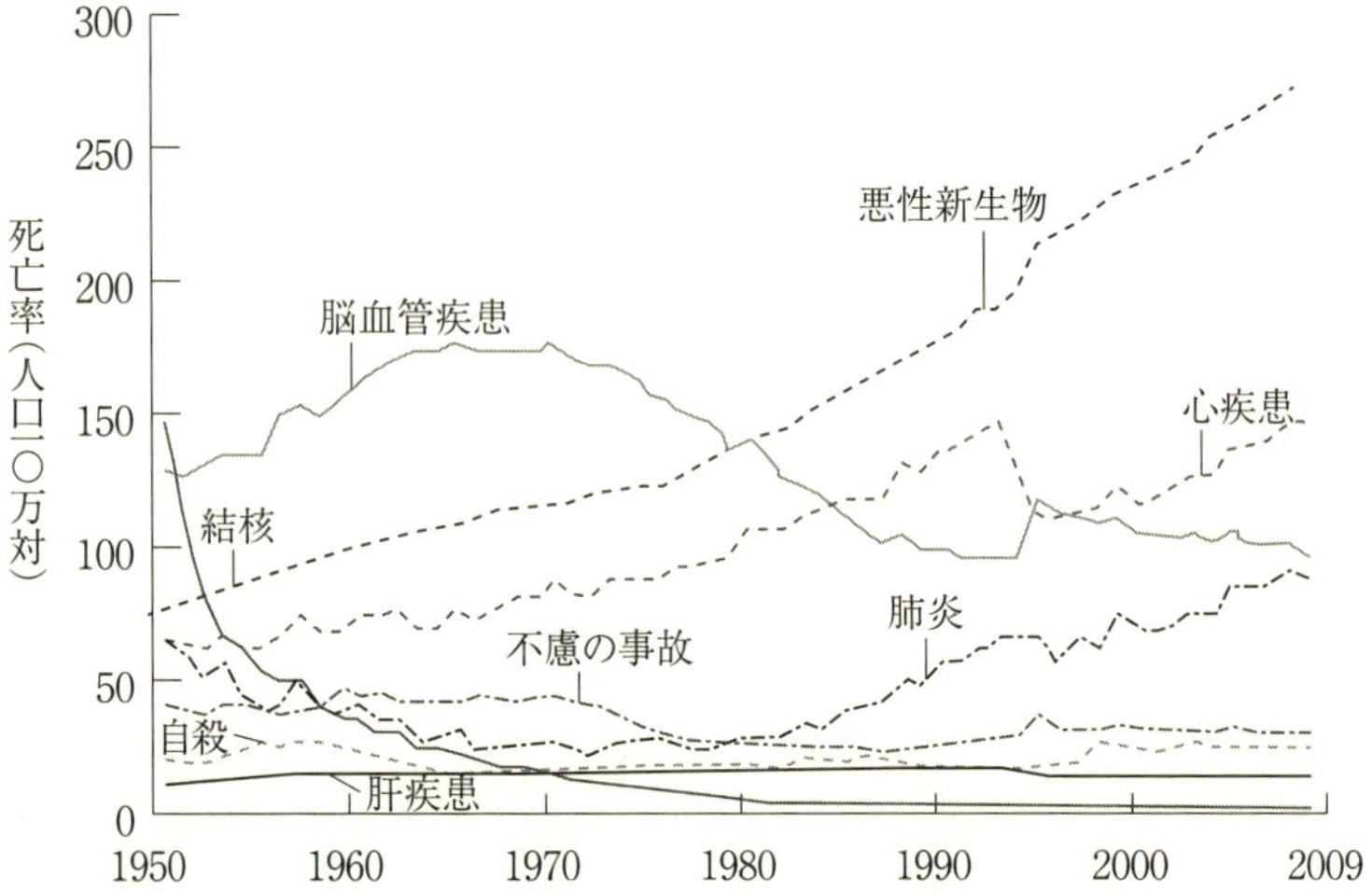

国民衛生の動向57：47(2010)

上昇している。

ところが、図4に示した年齢調整死亡率では、それほど大したものではないが、若干低下している。この年齢調整死亡率というのは、ある種のまやかしである。というのは、各年次の人口の年齢構成が昭和六十年モデル人口に統一されているからだ。図3は各年次のそのままの年齢構成になっている。

つまり、図3と図4のちがいは、死亡率を算出するときの分母と分子の人口の年齢構成のちがいに、その原因がある。それではなぜ、年齢構成を昭和六十年モデル人口に統一した場合には死亡率が低下傾向を示し、統一しない場合には上昇するのであろうか。

その理由は年齢構成を統一した場合には人口の高齢化の影響が死亡率に反映されず、医療技術の進歩や治療法の進歩だけが強調されるからだ。ところが一方で、そのような進歩はまた、寿命を延ばし、人口の高齢化に拍車をかける。図3の結果は、死亡率には医療や治療の進歩よりも、人口の高齢化のほうがはるかに大きく影響していることを示しており、これが現実なのである。つまり、進歩・発展、成長と考えていることが、かえって、自分の首を絞めている。先述の構図と同じなのだ。

ことは原子力開発でもまたしかりであり、今回の原発事故はそのことを如実に示してい

図4.わが国の性・主要死因別にみた年齢調整死亡率の年次推移

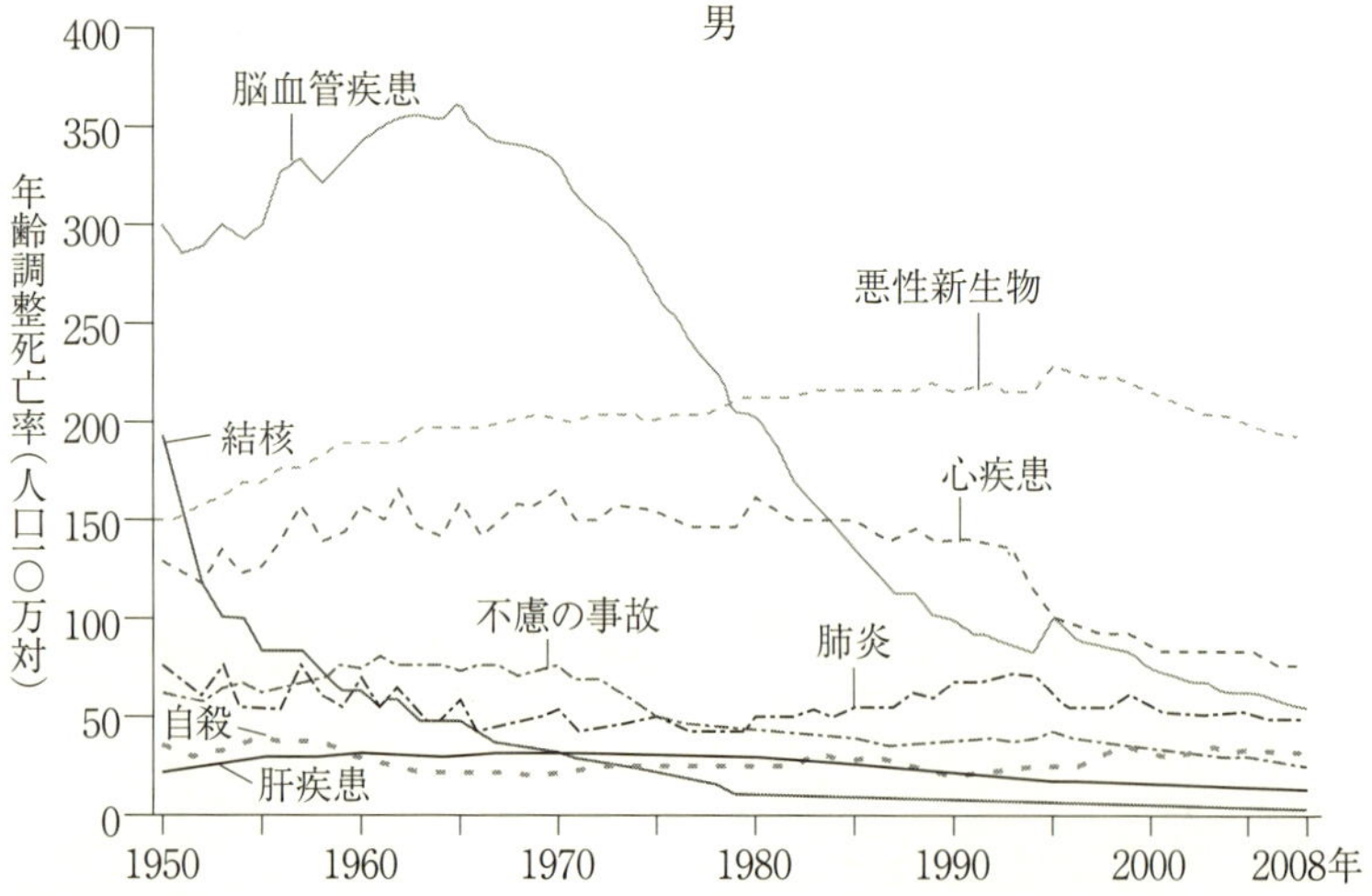

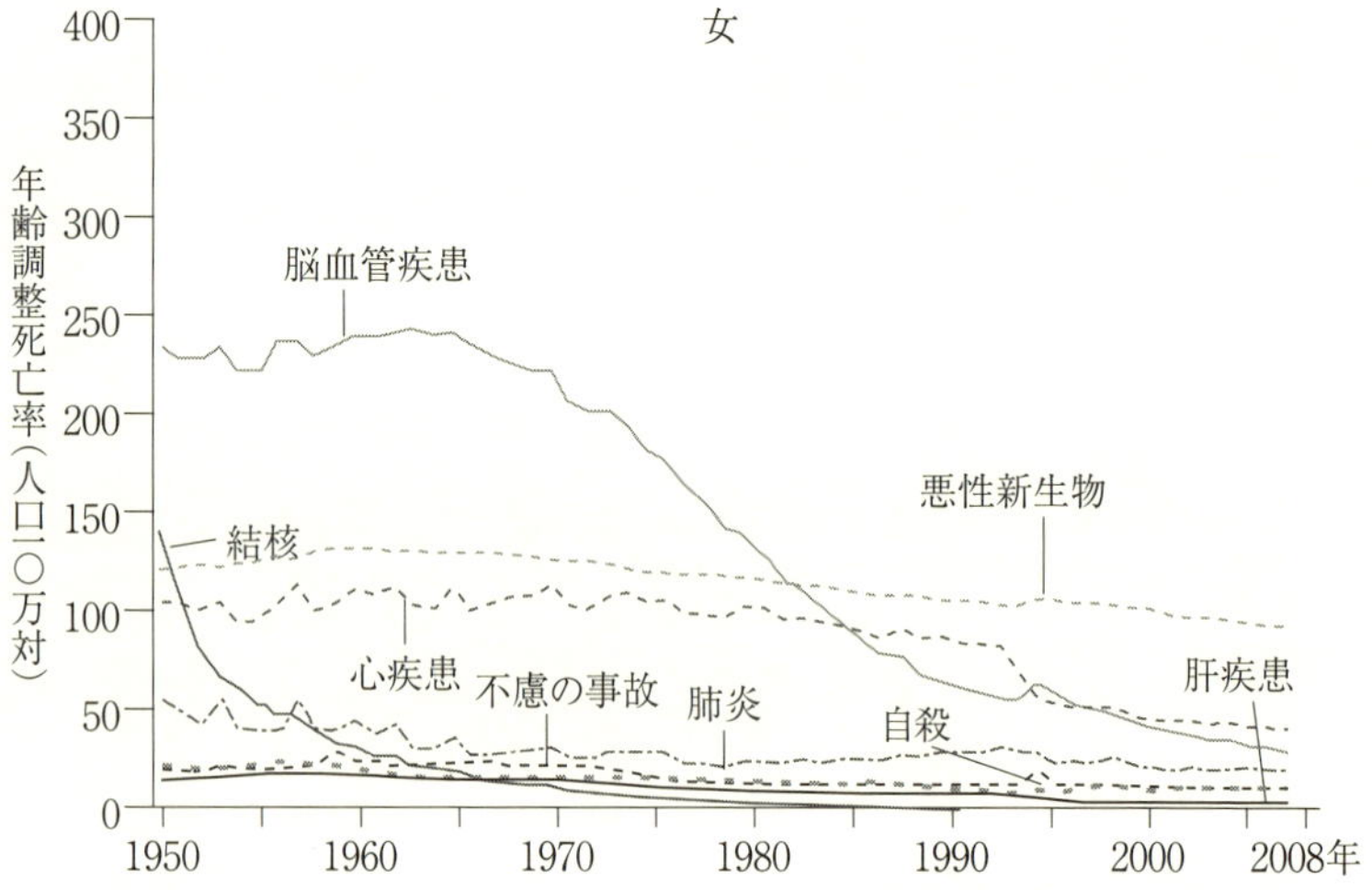

国民衛生の動向 57: 49 (2010)

る。科学技術の発展と人口の急増のために必要なエネルギー対策として、その計り知れないリスクを完全に無視し、安易にも原子力エネルギーを導入してしまった。このことに対する政治家や官僚そして科学者の責任は万死に値するほど深くて、大きい。国民はその責任を徹底的に糾弾しなければならない。今のところチェルノブイリ原発事故の八分の一ほどの放射能が環境中に放出されたと考えられている今回の事故の場合には、原発から一〇〇～二〇〇キロメートル圏内の地域では、チェルノブイリで認められた健康障害が発生するであろう。つまり、子供では甲状腺ガンの多発であり、遺伝子での突然変異の発生である。この突然変異が生殖細胞に起これば、その障害は子孫にも波及する。また少なく見積もっても、全体として数万人におよぶと考えられるガンの発症と死亡である。さらには感染症と成人病の多発もある。

原子力の平和利用などありえない。原発はまちがいなく原爆である。我々はこのようなものを子や孫に残すべきではない。

それではなぜ、このようなことになってしまうのであろうか。議会制民主主義の国といいながら、次の選挙のことしか頭にない大方の政治家はシステム上、近視眼的で、その場しのぎの対策しか考えることのできない官僚に政策の実権を握られ、専門家や学者は専門バカとか学者バカといわれるような視野狭窄におちいるか、そうでなければ金と保身のために御用学者となり、官僚の意のままに動く。さらに国民はその大半が日々の生活にきゅうきゅうとしており、目先のことしか眼中にない。誰もが木や葉は見ても、森を見ず、わが国は本当に必要な長期的な展望のある対策が実行できる状態にない。木を見て、森も見る、そのような社会・経済・政治システムを確立しないことには、自分で自分の首を絞める情況は変化しないだろう。

二〇一一年九月三十日

著者

［著者略歴］

長山淳哉（ながやま　じゅんや）

1947年高知県生まれ。九州大学大学院医学研究科博士課程修了。米国・国立環境保健研究所生殖発生毒性学部門博士研究員を経て、現在、九州大学大学院医学研究院准教授。医学博士。大学院時代、ライフワークの原点ともなったカネミ油症の原因物質ＰＣＤＦｓ（ダイベンゾフラン、ダイオキシンの一種）を発見。以来、ダイオキシン研究・環境問題研究の第一人者として活躍を続けている。2010年には胎児性油症の原因物質もPCDFsであることを証明した。専門は環境分子疫学、環境遺伝毒性学。

主な著書に『ダイオキシンは怖くないという嘘』（緑風出版）、『しのびよるダイオキシン汚染』（講談社）、『母体汚染と胎児・乳児』（ニュートン・プレス）、『胎児からの警告』（小学館）、『コーラベイビー』（西日本新聞社）など。英文論文123篇、国際学会発表90回と国際的にも活躍している。

放射線規制値《ほうしゃせんきせいち》のウソ
――真実へのアプローチと身を守る法――

2011年10月30日　初版第1刷発行　　定価1700円＋税

著　者　長山淳哉©
発行者　高須次郎
発行所　緑風出版
〒113-0033　東京都文京区本郷2-17-5　ツイン壱岐坂
［電話］03-3812-9420　［FAX］03-3812-7262［郵便振替］00100-9-30776
［E-mail］info@ryokufu.com［URL］http://www.ryokufu.com/

装　幀　斎藤あかね
制　作　R 企 画　　印　刷　シナノ・巣鴨美術印刷
製　本　シナノ　　用　紙　大宝紙業　　E2000

ISBN978-4-8461-1116-8　C0036

◎緑風出版の本

■全国どの書店でもご購入いただけます。
■店頭にない場合は、なるべく書店を通じてご注文ください。
■表示価格には消費税が加算されます。

破綻したプルトニウム利用
政策転換への提言
原子力資料情報室、原水爆禁止日本国民会議編著
四六判並製　二二〇頁　1700円
多くの科学者が疑問を投げかけている「核燃料サイクルシステム」が、既に破綻し、いかに危険で莫大なムダかを、詳細なデータと科学的根拠に基づき分析。このシステムを無理に動かそうとする政府の政策の転換を提言する。

世界が見た福島原発災害
海外メディアが報じる真実
大沼安史著
四六判並製　二八〇頁　1700円
「いま直ちに影響はない」を信じたら、未来の命まで危険に曝される。緩慢なる被曝ジェノサイドは既に始まってい る。福島原発災害を伝える海外メディアを追い、政府・マスコミの情報操作を暴き、事故と被曝の全貌に迫る。

低線量内部被曝の脅威
原子炉周辺の健康破壊と疫学的立証の記録
ジェイ・マーティン・グールド著／肥田舜太郎・斎藤紀・戸田清・竹野内真理共訳
A5判上製　三八八頁　5200円
本書は、一九五〇年以来の公式資料を使い、全米三〇〇〇余の郡のうち、核施設に近い約一三〇〇郡に住む女性の乳がん死亡リスクが極めて高いことを立証して、レイチェル・カーソンの予見を裏づける衝撃の書。

ダイオキシンは怖くないという嘘
長山淳哉著
四六判上製　二六二頁　1800円
近年、ダイオキシンは怖くない、環境ホルモンは問題は空騒ぎ、ダイオキシン法は悪法といった反環境論者の理論が蔓延している。本書はダイオキシン問題の第一人者が、これらの議論がいかに非科学的かを明らかにした渾身の書。

東電の核惨事
天笠啓祐著
四六判並製
二二四頁
1600円
福島第一原発事故は、起こるべくして起きた人災だ。東電が引き起こしたこの事故の被害と影響は、計り知れなく、東電の幹部らの罪は万死に値する。本書は、内外の原発事故史を総括、環境から食までの放射能汚染の影響を考える。

どう身を守る？ 放射能汚染
渡辺雄二著
四六判並製
一九二頁
1600円
放射能汚染は、特に食物や呼吸を通じた内部被曝によって、長期的に私達の身体を蝕み、健康を損なわせます。一刻も早く放射性物質を排除しなければなりません。本書は各品目別に少しでも放射能の影響を減らしていく方法を伝授します。

安全な暮らし方事典
日本消費者連盟編
A5判並製
三五九頁
2600円
ダイオキシン、環境ホルモン、遺伝子組み換え食品、食品添加物、電磁波等、今日ほど身の回りの生活環境が危機に満ちている時代はない。本書は問題点を易しく解説、対処法を提案。日本消費者連盟30周年記念企画。

食不安は解消されるか
藤原邦達著
四六判上製
三一二頁
2200円
食品安全基本法と改正食品衛生法が成立した。食中毒、農薬汚染・ダイオキシン汚染や環境ホルモン、遺伝子組み換え食品等から食の安全を守るのが目的だが、はたして、根深い消費者の食不信、食不安、食不満を解消できるのか？

世界食料戦争
天笠啓祐著
四六判上製
二二〇頁
1800円
米国を中心とする多国籍企業の遺伝子組み換え技術による世界支配の目論見に対し、様々な反撃が始まっている。本書は、米国の陰謀や危険性をあばくと共に、世界規模に拡大した食料をめぐる闘いの最新情報を紹介。